Wilfried Probst
Karl-Heinz Scharf

Biologie im Supermarkt

Mit der Klasse in den Supermarkt

AULIS VERLAG DEUBNER & CO KG

Die Deutsche Bibliothek – CIP-Einheitsaufnahme

Probst, Wilfried:
Biologie im Supermarkt : mit der Klasse in den Supermarkt / Wilfried Probst ; Karl-Heinz Scharf. –
Köln : Aulis-Verl. Deubner, 2002
ISBN 3-7614-2436-1

Best.-Nr. 5152

Grafiken: *Karola Niehoff-Lücke,* Hannover
Printed in Poland
ISBN 3-7614-2436-1

Inhaltsverzeichnis

EINLEITUNG 5

I. GEMÜSE, OBST, SÜDFRÜCHTE

1 Äpfel – eine runde Sache .... *Benz* 8
2 Exotische Früchte .... *Probst* 10
3 Zitrusfrüchte .... *Probst* 12
4 Die Ananasfrucht .... *Probst* 14
5 Die Mangofrucht .... *Weber* 16
6 Die Dattel .... *Weber* 18
7 Die Papajafrucht .... *Weber* 20
8 Die Banane – beliebteste Südfrucht .... *Benz* 22
9 Was wird gegessen bei Salaten und Gemüsen? .... *Probst* 24
10 Erbsen, Bohnen, Linsen – unsere wichtigsten Hülsenfrüchte .... *Benz* 28
11 Keimlinge – die Vitaminspender .... *Benz* 30
12 Soja – die besondere Hülsenfrucht .... *Benz* 32

II. KARTOFFELN, GETREIDE

13 Getreidekörner .... *Liebnau* 34
14 Das System der Nudeln .... *Probst* 36
15 Kartoffeln .... *Liebnau* 38
16 Vergleich von Tiefkühl-Pizzas .... *Taiber* 40

III. MILCH UND MILCHPRODUKTE

17 Milch ist gleich Milch – oder? .... *Satzky* 42
18 Was ist in der Milch? .... *Satzky* 46
19 Die Milch in der Tüte .... *Satzky* 50
20 Frischetest der Milch .... *Satzky* 52
21 Joghurt – Kefir – Sauermilch .... *Scharf* 54
22 Käsevielfalt .... *Probst* 56

IV. HONIG, ZUCKER, SÜSSWAREN, SÜSSSTOFFE

23 Natürliche und künstliche Süßungsmittel .... *Taiber* 60
24 Zuckersüß .... *Probst* 62
25 Oh wie lecker! Kochen mit Honig .... *Hallmen* 64
26 Mandeln und Marzipan .... *Probst* 66
27 Der Bienenstock als Apotheke .... *Hallmen* 68

V. FLEISCH, FETT, EIER, TIERFUTTER

28 Fleisch – Stück für Stück .... *Scharf* 70
29 Von welchen Tieren würdest du (kein) Fleisch essen? .... *Probst* 72
30 Fettecken im Supermarkt .... *Probst* 74
31 Eier .... *Liebnau* 76
32 Eier – wo kommen sie her? .... *Liebnau* 78

33 Fleischersatz .... *Liebnau* 80
34 Futter für Haus- und Heimtiere .... *Venter* 82

VI. KRÄUTER, GEWÜRZE
35 Küchenkräuter und Gewürze .... *Probst* 84
36 Pfeffer aus Cayenne und Paprika .... *Moßner* 88
37 Unser tägliches Salz .... *Bochter* 90
38 Pfeffer & Co. – die scharfen Früchte .... *Benz* 92

VII. GETRÄNKE
39 Fruchtsäfte – Saft ist nicht gleich Saft .... *Benz* 94
40 Rund um den Tee .... *Benz* 96
41 Kaffee, die anregende Bohne .... *Benz* 98
42 Brauchen wir Sportlergetränke? .... *Randler* 100

VIII. HALTBARMACHEN VON LEBENSMITTELN
43 Konserven .... *Benz/Probst* 102
44 Konservierungsstoffe: Auf *E*-ntdeckungsreise .... *Probst* 106
45 Mindesthaltbarkeitsdatum abgelaufen – Sind die Lebensmittel nun ungenießbar? *Hansen* 110
46 Wenn sich Käse bewegt – Vorratsschädlinge an Nahrungsmitteln .... *Hallmen* 112
47 Verfärbung von Lebensmitteln .... *Moßner* 114

IX. KÄUFERVERHALTEN, VERKAUSSTRATEGIEN, VERMISCHTES
48 Warentiere .... *Probst* 116
49 Light-Produkte .... *Liebnau* 118
50 Orientalische Spezialitäten .... *Venter* 120
51 Eine Mahlzeit aus dem Prospekt .... *Randler* 122
52 Die Gesundheitsecke im Supermarkt .... *Venter* 124

LITERATURHINWEISE 127

Einleitung

Ein wichtiges Prinzip des Biologie-Unterrichtes ist es, unmittelbare Anschauung zu ermöglichen. Dies kann z. B. durch praktische Arbeiten der Schüler und Schülerinnen im Labor oder im Freiland erreicht werden. Ein mögliches Erfahrungsfeld für unmittelbare Anschaulichkeit spielt jedoch bisher in der didaktischen Literatur nur eine untergeordnete Rolle: Die Einkaufszentren wie Verbrauchermärkte, Supermärkte usw. Dabei spielen die Einkaufslandschaften als Aufenthaltsorte von Kindern und Jugendlichen zunehmend eine wichtige Rolle. Wir haben bei etwa 400 Schülerinnen und Schülern von Flensburger Haupt-, Real- und Gesamtschulen im Alter zwischen 9 und 16 Jahren eine Befragung durchgeführt. Das Ergebnis hat uns nicht sehr überrascht. Kauflandschaften wie Einkaufspassagen und Supermärkte sind Orte, an denen sich Schüler und Schülerinnen in ihrer Freizeit bedeutend länger und häufiger aufhalten als dies zum Einkaufen nötig wäre. Diese Kauflandschaften sind zu einem wichtigen Teil unserer Umwelt geworden und viele Menschen verbringen dort einen guten Teil ihrer Freizeit.

Diesem Buch liegt die Idee zugrunde, diesen Teil der Umwelt verstärkt für die (biologische) Allgemeinbildung zu nutzen: Der Supermarkt als Erfahrungsfeld für den Biologieunterricht.

Eine Ideensammlung bei Studierenden, LehrerInnen und FachdidaktikerInnen erbrachte einen recht interessanten, bunt gemischten Katalog von möglichen Unterrichtseinheiten zum Thema „Biologieunterricht im Supermarkt". Einige Beispiele:

„Tiersymbole als Werbeträger"

„Was ist an einem Light-Quark leicht?"

Tiefkühlpizzas

Bienenstock als Apotheke

Von welchen Tieren würdest du Fleisch essen?

Solche Unterrichtsaktionen im Supermarkt lassen sich in unterschiedlicher Weise ordnen. Eine Möglichkeit – die wir in diesem Buch gewählt haben – geht von den biologischen Fachinhalten aus. Eine andere Möglichkeit wäre es, nach der im Unterricht schwerpunktmäßig in den Blick genommenen Stellung des angebotenen Produktes im ökonomischen Bezug zu gliedern. Wir schlagen hier vor, die drei Aspekte:

- der Artikel selbst,
- was mit dem Artikel geschieht und
- was dahinter steckt

soweit möglich bei den einzelnen Einheiten zu berücksichtigen.

Diese Überlegungen haben dazu geführt, dass wir unsere Vorschläge in folgende Kapitel gegliedert haben:

1. Gemüse, Obst, Südfrüchte
2. Getreide, Kartoffeln
3. Milch und Milchprodukte
4. Honig, Zucker, Süßwaren, Süßstoffe
5. Fleisch, Eier, Tierfutter, Fett
6. Kräuter und Gewürze
7. Getränke
8. Haltbarmachen von Lebensmitteln
9. Käuferverhalten, Verkaufsstrategien, Vermischtes.

Bei allen Einheiten spielt die Produktgeschichte eine wichtige Rolle. Welche Rohstoffe liegen den zum Verkauf angebotenen Produkten zugrunde? Von welchen Tieren oder Pflanzen stammen sie? Wie wurden die Tiere gehalten, wie wurden die Pflanzen kultiviert? Von wo kommen sie? Welche Transportwege liegen hinter ihnen? Welchen Verarbeitungsprozessen wurden sie unterworfen? ...

Die Einheiten sind nach dem „Aufschlagprinzip" angeordnet. Das bedeutet, dass die Unterlagen für eine Einheit in der Regel auf einer Doppelseite untergebracht sind. Auf der linken Seite stehen die Informationen für die Lehrperson, auf der rechten Seite findet sich ein Arbeitsblatt bzw. eine Aufgabensammlung für die Schüler und Schülerinnen. In einzelnen Fällen wurden für besonders umfangreiche Themen statt einer Doppelseite zwei Doppelseiten für eine Einheit verwendet.

In manchen Fällen ist die auf den Arbeitsblättern angegebene Information wohl für den praktischen Einsatz etwas zu gedrängt. Es empfiehlt sich, die Texte für die Schülerhand noch etwas zu entzerren, d. h. aus einem Blatt zwei oder mehrere Aufgabenzettel zu entwickeln. Dies dürfte für die Lehrperson jedoch keine große Schwierigkeit darstellen. Außerdem gehen wir davon aus, dass jede Lehrerin und jeder Lehrer, die/der einige der vorgeschlagenen Einheiten ausprobiert hat, schnell eigene Ideen entwickelt und entsprechend der Interessenlage seiner Schülerinnen und Schüler und den örtlichen Gegebenheiten neue Einheiten ausprobiert.

Unsere LehrerInnen-Informationen beginnen mit einer Darstellung der fachlichen Hintergründe, anschließend werden Tipps zur Auswertung gegeben. Dabei kann es sich auch um Angaben zu Lösungen der auf den Arbeitsbögen gestellten Aufgaben handeln. In einigen Fällen werden auch einige knappe Angaben zu weiterführender Literatur gemacht.

Es ist naheliegend, dass viele der vorgeschlagenen Themen sich im Zusammenhang mit dem Thema „Ernährung des Menschen" behandeln lassen. Doch darüber hinaus gibt es unterschiedlichste Anknüpfungsmöglichkeiten zu klassischen und neuen Themen des Biologieunterrichtes und vor allem auch zu fächerübergreifenden Ansätzen.

Wir gehen davon aus, dass der Supermarkt tatsächlich von den Schülerinnen und Schülern besucht wird. Unsere Erfahrungen mit Marktleitern und Personal des Supermarkts sind gut. Solche Schulbesuche werden in der Regel nicht nur toleriert, sondern sogar begrüßt und freundlich begleitet. Es ist jedoch selbstverständlich, dass dies nur ein kleiner Teil des Unterrichts sein kann. Es geht darum, Material zu sammeln für einen anschließenden auswertenden oder verarbeitenden Unterrichtsabschnitt.

Wichtigstes übergeordnetes Ziel unseres Buches: Den einseitigen didaktischen Zielen der Werbung sollen durch Biologieunterricht im Supermarkt Ziele entgegengesetzt werden, die der Emanzipation der VerbraucherInnen dienen. Die Schülerinnen und Schüler sollen zu gut informierten, kritischen Konsumenten werden. Unsere Erfahrungen zeigen, dass dieses Ziel auch von verantwortungsbewussten Marktleitern und -leiterinnen unterstützt wird.

Kauflandschaften können so unter bestimmten Bedingungen zu Erfahrungsfeldern werden, die Cornell Schmitt's Ruf „Heraus aus der Schulstube!" zu der Aufforderung werden lassen könnten „Mit der Klasse in den Supermarkt!".

Flensburg / Dillingen

W. Probst *K.-H. Scharf*

1. Fachlicher Hintergrund

Äpfel haben in Deutschland von allen Obstsorten die größte wirtschaftliche Bedeutung. Der durchschnittliche Pro-Kopf-Verbrauch an Obst lag 1992 bei etwa 115 kg, davon rund 35 kg Äpfel.

Deutschland erzeugt etwa Dreiviertel dieser Menge, die wichtigsten Importländer sind Italien, Frankreich sowie Länder der südlichen Hemisphäre (Neuseeland, Chile u. a.).

Längsschnitte durch Blüte und Frucht

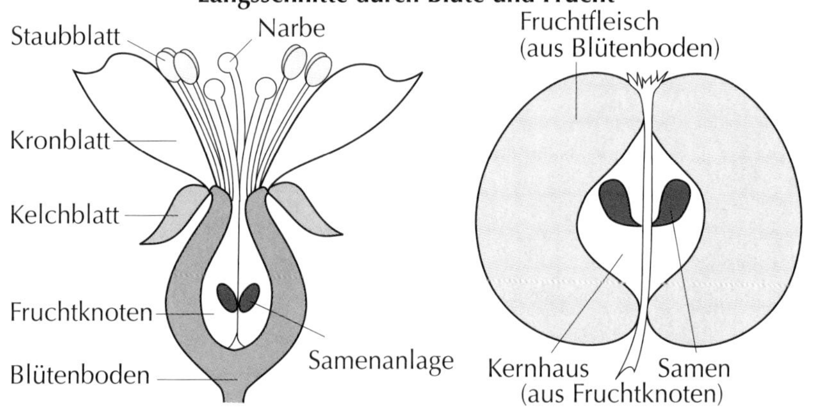

Der Apfelbaum gehört zur Familie der Rosengewächse. Die Apfelblüten sitzen an unterständigen Fruchtknoten, aus denen sich dann das Kerngehäuse mit den 5 pergamentähnlichen Fächern entwickelt. In jedem Fach liegen ein bis zwei Samen, die Apfelkerne. Der Apfel ist also eine **Kernfrucht**. Das eigentliche Fruchtfleisch entsteht aus dem Blütenboden. Nicht ganz glücklich werden Apfelfrüchte deshalb zum Teil auch als „Scheinfrüchte" bezeichnet. Noch am reifen Apfel kann man Reste von Narben, Griffeln und Staubblättern sowie die Kelchblätter erkennen, während die Kronblätter kurz nach der Bestäubung abfallen.

Querschnitt durch einen Apfel

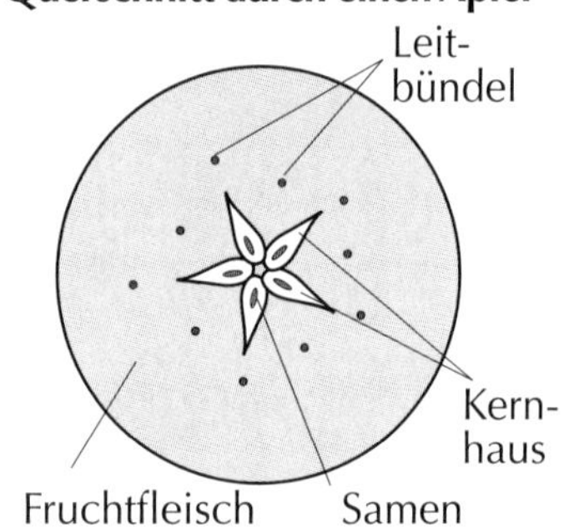

Durch Züchtung und Kreuzung verschiedener Arten entstanden sehr zahlreiche Kultursorten, die dann vegetativ durch Pfropfung weiter vermehrt werden. Man schätzt, dass es heute weltweit in den gemäßigten und subtropischen Breiten etwa 20.000 verschiedene Apfelsorten gibt, nur wenige haben eine größere Marktbedeutung. Zu den beliebtesten Sorten zählen heute *Golden Delicious, Cox Orange, Boskoop, Granny Smith, Jonagold* und *James Grieve.*

Äpfel sind energiearm, da sie kaum Eiweiß und Fett enthalten. Der Kohlenhydratgehalt pro 100 g Fruchtfleisch liegt im Schnitt bei 12 g, der Ballaststoffanteil bei 1,5 bis 2,3 g. Der wichtigste Ballaststoffbestandteil ist Pektin. Bei den Mineralstoffen ist vor allem Kalium zu nennen, das in größeren Mengen vorkommt (100 bis 175 mg/100g). Daneben ist der Eisengehalt (0,26 bis 0,85 mg/100 g) in Kombination mit dem Vitamin C-Gehalt (12 mg/100g Fruchtfleisch) interessant, da Vitamin C die Aufnahme von Eisen im Körper fördert. Der Vitamin C-Gehalt ist abhängig von der Sorte, aber auch vom Zeitpunkt der Ernte. Unreif geerntete Äpfel enthalten kaum Vitamin C.

2. Auswertung

Produkte im Supermarkt:

a) Nahrungsmittelbereich: Obst, Saft, Marmelade, Süßigkeiten, Alkoholika, Kuchen/Strudel, Kompott, Apfelkraut (eingedickter Apfelsaft), Dörrobst, Apfelessig

b) Nichtnahrungsmittelbereich: Haarshampoo, Dekors auf Textilien, Geschirr usw.

Angeschnittene Äpfel werden innerhalb kurzer Zeit braun, da einige Apfelinhaltsstoffe an der Luft oxidieren. Verantwortlich für diese Reaktion sind bestimmte Enzyme, die Phenoloxidasen. Beträufeln der Flächen mit Zitronensaft verhindert die Braunfärbung, da die im Zitronensaft enthaltene Ascorbinsäure (Vitamin C) die Phenoloxidasen hemmt.

Die Problematik der Sortenverarmung durch die globale Vermarktung (Anforderungen wie Haltbarkeit usw.) kann in diesem Zusammenhang angesprochen werden.

Name:	Klasse:	Datum:

1

Bau des Apfels: Am quer halbierten Apfel kannst du deutlich das aus 5 Kammern bestehende Kerngehäuse erkennen. Fertige eine Querschnitt- und eine Längsschnittzeichnung an und beschrifte sie.

Querschnitt durch einen Apfel

Längsschnitt durch einen Apfel

Apfelprodukte: Welche Produkte aus Äpfeln findest du im Supermarkt? Denke dabei auch an Bilder von Äpfeln.

Warum werden geschnittene Äpfel braun, wie kann man das verhindern?

Übrigens **Ein Problem, über das es sich zu sprechen lohnt!**

Herkunftsländer: Weltweit gibt es wahrscheinlich fast 20.000 Apfelsorten. Wieviele findest du im Supermarkt? Woher kommen diese Äpfel? Warum gibt es nur so wenige Apfelsorten im Supermarkt zu kaufen? Schreibe auf!

Rezept:
Getrocknete Apfelringe zum Knabbern

Schäle die Äpfel, entferne das Kerngehäuse und schneide die Äpfel in etwa 1 cm dicke Scheiben. Fädle die Apfelscheiben nun auf ein Schnur auf und hänge sie anschließend zum Trocknen in einem trockenen, geheizten Raum, z. B. im Klassenzimmer, frei auf. Hängen die Ringe über der Heizung, sind sie in einigen Tagen trocken, ohne Heizung dauert es einige Wochen.

Tipp: Damit die Scheiben nicht braun werden und länger haltbar sind, kannst du sie vor dem Auffädeln kurz in Salzwasser (5 g Salz auf 1 l Wasser) tauchen und danach mit Küchenkrepp abtupfen.

1. Fachlicher Hintergrund

Der Nordamerikaner Minor C. Keith pachtete 1870 3.000 km^2 Land in Costa Rica und legte dort eine riesige Bananenplantage an. Dies war die Geburtsstunde der United Fruit Company, die in kürzester Zeit Plantagen in ganz Mittelamerika aufbaute und darüber die Entwicklung und Politik dieser Staaten kontrollierte („Bananenrepubliken"). Während sich *Bananen* leicht lange Zeit lagern lassen und deshalb für die Verschiffung gut geeignete Südfrüchte sind, gilt dies für die meisten anderen tropischen Früchte nicht. So haben erst in den letzten Jahren eine Reihe noch weitgehend unbekannter Exoten in den Obsttheken der Supermärkte deutlich zugenommen.

Während uns Ananas, Bananen, Kiwi und Zitrusfrüchte heute schon so vertraut sind wie Äpfel und Birnen, können uns Kiwano, Mangostane oder Peruanische Stachelbeere schon Rätsel aufgeben.

Ursprünglich aus *Südamerika* stammend: *Baumtomate* (Cyphomandra betacea), *Cherimoya* (Annona cherimola), *Peruanische Stachelbeere* (Physalis peruviana), *Maracuja* (Passiflora edulis) und *Papaya* (Carica papaya).

Aus *Südostasien* stammen *Rambutan* (Nephelium lappaceum), *Mangostane* (Garcinia mangostana), *Mango* (Mangifera indica), aus dem *tropischen Afrika Kiwano* (Cucumis metuliferus).

Angepflanzt werden diese Früchte heute allerdings auch in ganz anderen Gebieten, oft in Ländern der sogenannten „Dritten Welt". Die durch solche Südfruchtplantagen bedeckten Landstriche fehlen als Anbauflächen für den inländischen Nahrungsmittelmarkt. Viele Fruchtexportländer mussten deshalb dazu übergehen, Grundnahrungsmittel für den heimischen Bedarf teuer zu importieren oder zu subventionieren. Von den Gewinnen aus den Agrarexporten bleiben den Anbauern nur Bruchteile. Dagegen müssen sie für die „hochwertigen" importierten Industrieprodukte immer mehr bezahlen.

Sollte man deshalb ganz auf Südfrüchte verzichten? Vielleicht ist es eine Alternative, die Handelsbedingungen zu ändern. Insbesondere sollten die erwirtschafteten Gewinne in viel höherem Maße den Anbauern selbst zugute kommen. Es gibt mittlerweile ein sogenanntes TransFair-Gütesiegel für Produkte, die nach für die Anbauer gerechteren Bedingungen gehandelt werden.

2. Auswertung

Bei einem gemeinsamen Besuch und Einkauf in der Obstabteilung eines Supermarktes lernen die SchülerInnen das vielfältige Angebot an exotischen Früchten kennen. Häufig sind die Herkunftsländer ausgeschildert. Eventuell kann man zusätzliche Informationen durch Nachfragen bei den Verkäufern erhalten. Die häufigsten Südfrüchte sind auf der Randspalte des Arbeitsblattes abgebildet. Weitere Namen können ergänzt werden. Sie werden Nummern zugeordnet, die jeweils in der Weltkarte an den entsprechenden Herkunftsort geschrieben werden.

Je nach Klassenstufe und geografischen bzw. wirtschaftspolitischen Kenntnissen kann die oben angedeutete Problematik des Südfruchthandels vertieft werden.

Man kann den Aufbau einiger Früchte genau untersuchen und dabei die einzelnen Bezeichnungen (Fruchtfleisch, Steinkern, Same usw.) kennenlernen. Diese morphologischen Untersuchungen können gut mit der gemeinsamen Zubereitung eines exotischen Obstsalates abgeschlossen werden.

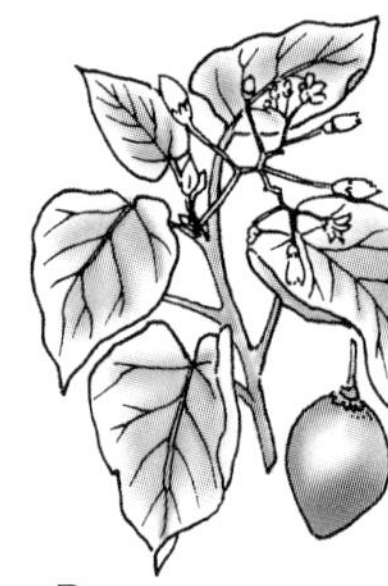
Baumtomate

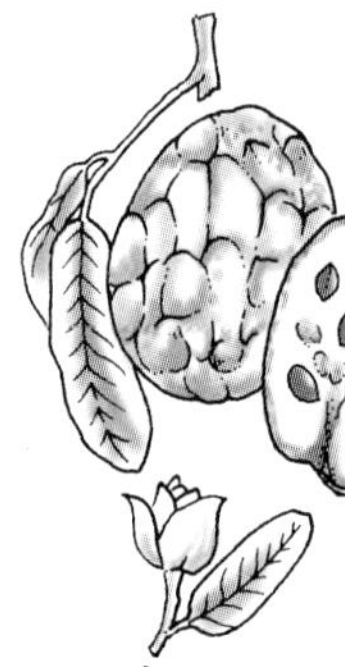
Cherimoya

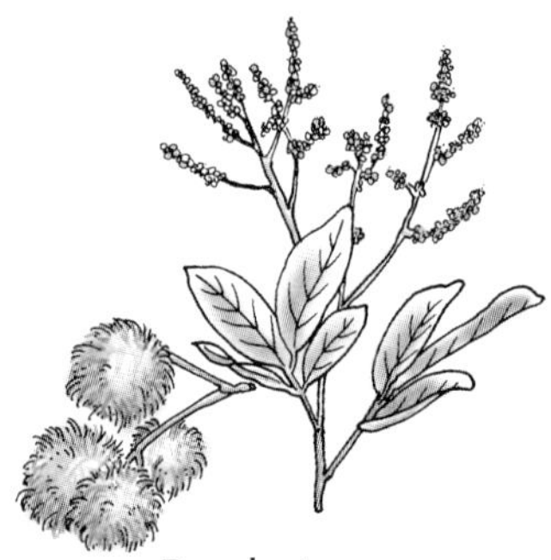
Rambutan

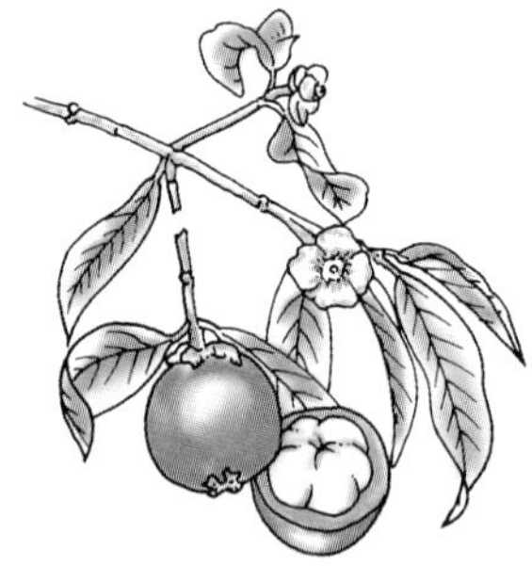
Mangostane

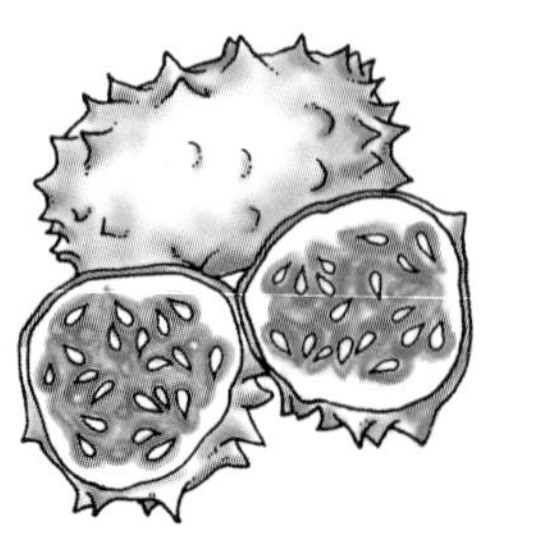
Kiwano

Name:	Klasse:	Datum:

Aufgaben:

1. Welche Früchte werden in der Obstabteilung eines Supermarktes angeboten? Notiere bei einem Rundgang sieben Arten unterschiedlicher Herkunftsländer soweit sie auf den Etiketten vermerkt sind (eventuell bei der Verkäuferin nachfragen).
2. Markiere die Herkunftsländer auf einer Weltkarte mit Symbolen (z. B. Zahl oder Anfangsbuchstaben) für die jeweiligen Früchte.
3. Ermittle die Flugkilometer, die für den Import der Früchte zurückgelegt werden.

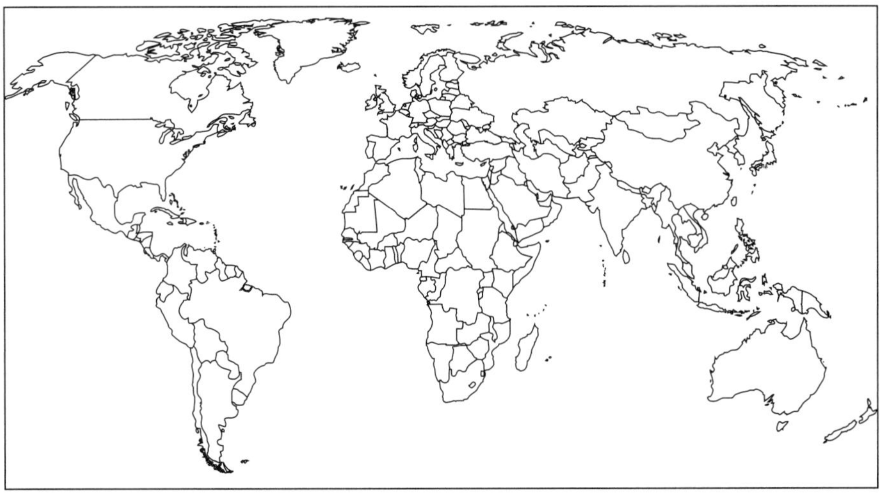

Der Aufbau einer Tropenfrucht

Suche dir eine interessante Tropenfrucht aus. Im Klassenzimmer wirst du dich genau mit dem Aufbau dieser Frucht beschäftigen. Außerdem soll sie mit anderen Früchten zu einem **exotischen Obstsalat** verarbeitet werden.

Untersuche genau und notiere in einem Steckbrief:

- Größe und Gewicht,
- Oberfläche und Oberflächenbeschaffenheit,
- Farbe,
- Aufbau der Fruchtwand,
- Lage, Zahl und Beschaffenheit der Samen,
- Anwachsstellen der Samen

Fertige eine Zeichnung an, die die äußere Beschaffenheit und den inneren Aufbau der Frucht zeigt

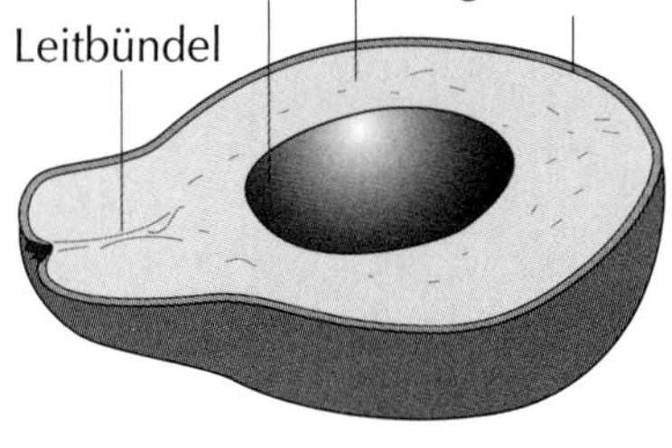

①
②
③
④
⑤
⑥
⑦

Obstsalat

Du brauchst: Küchenmesser, Schneidebrett, große Schüssel; evtl. Zucker und Gewürze (Zimt, Ingwer, Muskat, Pfeffer wirkt als Geschmacksverstärker), Zitronen- oder Limettensaft

Fruchtfleisch in kleine Stücke schneiden, in großer Schüssel mit etwas Zucker, Zitronen- bzw. Limettensaft und Gewürzen abschmecken, ein bis zwei Stunden ziehen lassen

1. Fachlicher Hintergrund

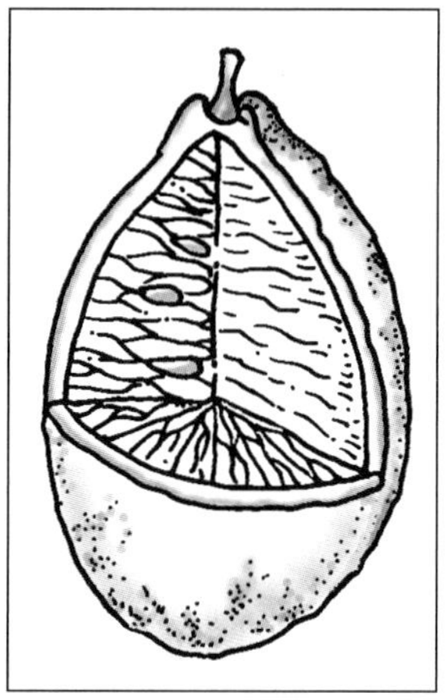

Pomeranze

Zitrusfrüchte sind seit langer Zeit ein besonders wichtiger Bestandteil unseres Obstangebotes, obwohl sie in Mitteleuropa – vielleicht mit Ausnahme auf der Insel Mainau – nicht kultiviert werden können. Die Heimat der meisten Zitrusgewächse liegt in Südostasien. Sie wurden dort schon vor 4000 Jahren kultiviert. Heute werden sie in allen tropischen und subtropischen Regionen der Erde angebaut. Sie gehören zu den wichtigsten Obstarten im Welthandel. An erster Stelle steht die Orange (Citrus sinensis), gefolgt von der Mandarine (Citrus reticulata) und der Zitrone (Citrus limon). Hauptanbauländer sind Brasilien, USA, Israel, Spanien, Italien und Japan.

Der Fruchtaufbau ist bei allen Zitrusfrüchten sehr ähnlich. Jede Frucht besteht aus drei Schichten: Die innerste, das essbare Fruchtfleisch, ist in einzelne Fruchtkammern unterteilt, jeweils einem Fruchtblatt entsprechend. Jede dieser Fruchtkammern ist von saftigen Schläuchen ganz ausgefüllt. Dieses saftige Fruchtfleisch wird von einer mehr oder weniger fest verbundenen zweischichtigen Schale eingehüllt. Die innere Schicht, die sogenannte „Albedo", besteht aus einem weißlichen, relativ trockenen schwammigen Gewebe, dessen weiße Farbe durch die Lufteinschlüsse zustande kommt (wenn man ein Stückchen davon zwischen den Fingern auspresst, wird es durchsichtig). Die äußere Schicht bildet die dünne „Flavedo" (von flavus = lat. gelb). Die enthaltenen Carotinoide bestimmen die Farbe der Frucht, die von grüngelb bis satt orange reichen kann. Im Anschnitt erkennt man die Drüsen mit etherischen Ölen als dunklere Punkte (Abb.). Wenn man eine Schale vor einer Kerze durch Abknicken auspresst, brennen die etherischen Öle in einem kleinen Feuerwerk ab.

Zitrusfrüchte werden das ganze Jahr über angeboten. Von November bis April kommen sie von der nördlichen Halbkugel, von Mai bis Oktober von der südlichen. Außer als Frischobst werden Zitrusfrüchte zu Saft, Sirup und Limonade, zu Marmelade und gezuckerten Konserven sowie zu kandierten Früchten verarbeitet.

Zum Schutz vor Schimmel dürfen Zitrusfrüchte mit Diphenyl, Orthophenylphenol und Thiabendazol behandelt werden. Dies muss – ebenso wie eine künstliche Wachsung – gekennzeichnet werden. Will man die Zitrusschale (das Flavedo) zum Aromatisieren nutzen, sind so behandelte Früchte ungeeignet. Am häufgsten werden unbehandelte Zitronen, Kumquats und Limetten angeboten.

Zitrusfrüchte gehören – wie der einheimische Diptam und die Gewürzpflanze Weinraute – zu den Rautengewächsen (Rutaceae).

2. Auswertung

Die erste Aufgabe dient zum Kennenlernen verschiedener Zitrusfrüchte. Im folgenden soll dann der Aufbau einer Frucht untersucht werden. Inhaltstoffe und Nutzungsmöglichkeiten der verschiedenen Fruchtbestandteile sollen durch praktische Untersuchungen vermittelt werden. In der Sekundarstufe II kann man verschiedene Inhaltstoffe (z. B. Vitamin C, Zitronensäure, Calciumoxalat) chemisch nachweisen und die makroskopischen Untersuchungen durch mikroskopische ergänzen. Ein guter Abschluss: Herstellen einer Orangenlimonade, einer Zitronen-Süßspeise oder einer Marmelade aus Zitrusschalen.

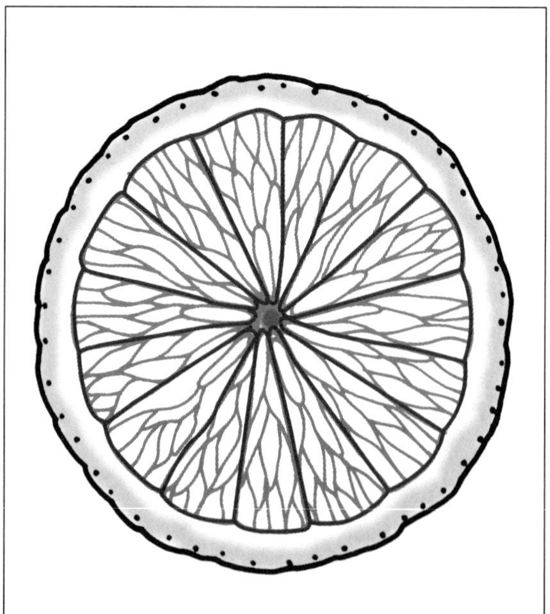

Querschnitt einer Orange ➔

Name:	Klasse:	Datum:

3

„Zitrusfrüchte" nennt man Früchte, die so ähnlich aufgebaut sind wie eine Zitrone. Überprüfe mithilfe der Tabelle, welche Früchte aus dieser Gruppe im Supermarkt angeboten werden. Stelle fest, aus welchen Ländern die Früchte stammen und frage den Verkäufer/die Veräuferin, ob das Angebot jahreszeitlich wechselt. Lege eine große Tabelle in deinem Heft an, damit du unter „Kurzbeschreibung" eine Zeichnung oder ein Foto einkleben kannst.

Name	Kurzbeschreibung	Herkunft
Orange, Apfelsine (Citrus sinensis)		
Zitrone (Citrus limon)		
Grapefruit, Paradiesapfel (Citrus paradisi)		
Pampelmuse (Citrus maxima)		
Pomelo Kreuzung aus Grapefruit und Pampelmuse		
Kumquat (Fortunella japonica)		
Limette (Citrus aurantifolii)		
Mandarine (Citrus reticulata, C. deliciosa, Clementine, Tangerine, Satsuma)		

Kaufe eine Orange (oder eine Grapefruit), um sie genauer zu untersuchen.

1. Orangen werden heute in vielen warmen Ländern angepflanzt. Ursprünglich stammen sie aus China (Apfel"sine", sine = China). Eine Apfelsine lässt sich sehr dekorativ aufschneiden. Sie sieht dann fast aus wie eine Blüte. Die verschiedenen Teile werden im allgemeinen „Schale", „Fruchtschnitte" und „Kern" genannt. Die Fruchtschnitten bestehen aus einer pergamentartigen Außenhaut und spindelförmigen Innenkörpern, die mit Fruchtsaft prall gefüllt sind.
   Die Orangenfrucht entwickelt sich aus dem Fruchtknoten einer Orangenblüte. Dieser besteht aus zahlreichen Fruchtblättern. Was meinst du, wieviele Fruchtblätter enthält deine Orangenfrucht?
   In jedem Fruchtblatt entwickeln sich einer oder mehrere Samen. Kannst du in Deiner Orange Samen finden? Wo genau sitzen sie?
2. Wieviel Saft enthält eine Orange? Schneide eine Orange quer, wiege die Hälfte und presse sie dann mit einer Saftpresse aus und wiege erneut.
3. Die äußere Fruchtwand der Orangenfrucht ist durch Carotin golden gefärbt. Außerdem sitzen in der Fruchtwand kleine Bläschen, die mit Flüssigkeit gefüllt sind. Wenn du ein Stück Orangenschale wie in der Abb. dargestellt zwischen den Fingern auspresst, spritzt diese Flüssigkeit heraus. Es handelt sich um ein etherisches Öl. Wenn Du an diesem etherischen Öl riechst und wenn Du versuchst, es in eine Kerzenflamme zu spritzen, kannst du zwei wichtige Merkmale etherischer Öle kennenlernen:

   ____

   ____

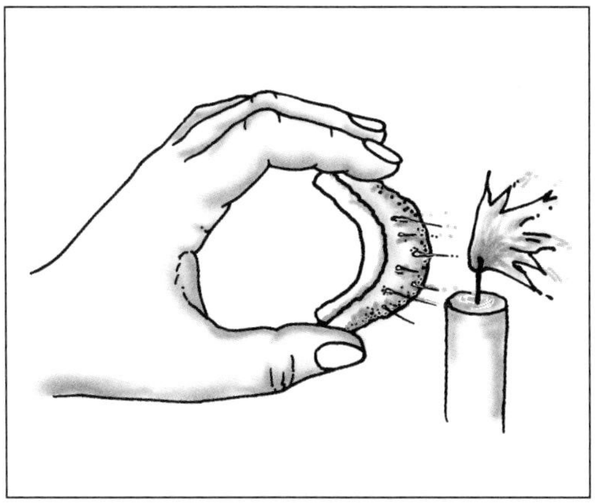

1. Fachlicher Hintergrund

Ananasfrüchte waren lange Zeit eine Kostbarkeit, die nur selten als Ganzes in unsere Breiten gelangte. Heute fehlen diese Südfrüchte in fast keiner Obstabteilung eines Supermarktes.

Dabei handelt es sich um eine ganz ungewöhnliche Frucht-„Konstruktion". Fast die ganze Pflanze ist nämlich in diesem Falle an der Fruchtbildung beteiligt.

Die Ananas ist ein Bromeliengewächs (Familie Bromeliaceae) aus dem subtropischen Amerika. Im Gegensatz zu vielen Vertretern dieser Familie, die als Aufsitzer („Epiphyten), auf Bäumen und anderen Pflanzen wachsen, ist die Ananas mit ihrer Rosettenstaude ein Bodenbewohner. Nach zwei oder mehr Jahren vegetativen Wachstums bringt die Pflanze ährig-kolbige Blütenstände hervor, deren verdickte Achse eine große Zahl unscheinbarer Blüten an Seitenachsen trägt, die in den Achseln von Tragblättern stehen. Die obersten Blätter des Fruchttriebes sind steril und laubartig entwickelt (Abb.). Bei der Fruchtreife entwickelt sich der ganze Spross zu der saftigen Ananas: Die basalen Teile der Deckblätter bilden zusammen mit den Blütenteilen ein saftiges, zuckerhaltiges Fleisch und auch die zentrale Blütenstandsachse wird in diese Fruchtfleischbildung mit einbezogen. Nur der freie Abschnitt der Deckblätter wird pergamentartig hart (Abb.).

Die Früchte der Kulturformen sind meist samenlos, die Pflanze wird ausschließlich vegetativ vermehrt. Hierzu verwendet man abgetrennte Seitentriebe (Abb.). Auch der obere Hochblattschopf kann nach der Ernte abgeschnitten und als Steckling zu einer neuen Pflanze herangezogen werden.

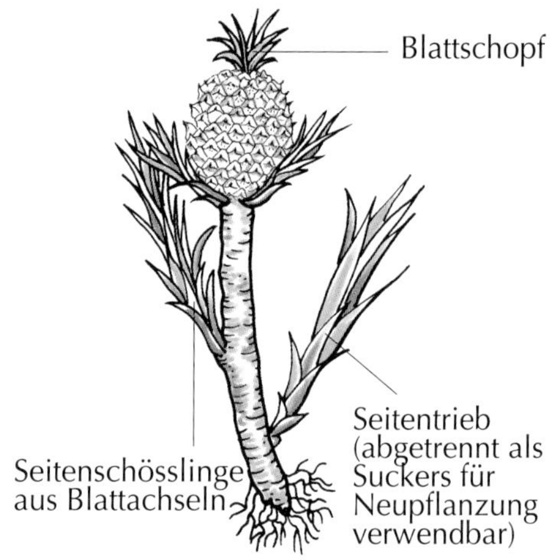

Wuchsschema

Anbauschema

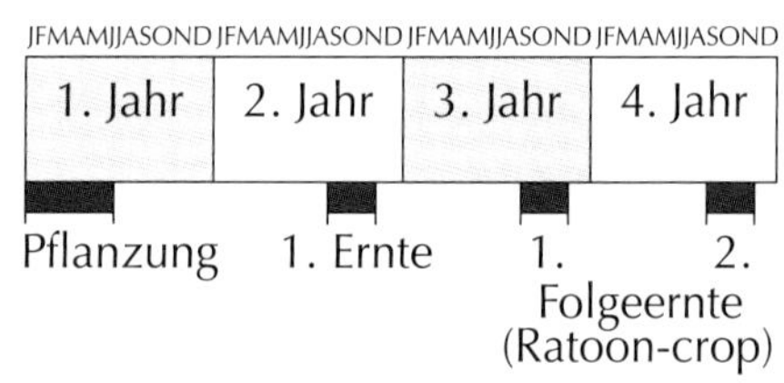

Aus dem Anbauschema geht hervor, dass man vom Haupttrieb im zweiten Jahr eine Frucht ernten kann. Im dritten und vierten Jahr ist dann eine Folgeernte an Seitentrieben möglich. Danach werden die Felder in der Regel neu bepflanzt.

Von der Kulturananas ist heute keine Wildart mehr bekannt, doch kommen mehrere nahe verwandte Arten im tropischen Südamerika vor, z. B. die auch als Zierpflanze bekannte Zwergananas *(Ananas nanus)* aus Brasilien.

Spanier und Portugiesen pflanzten schon bald nach der Entdeckung Amerikas die Ananas in ihren altweltlichen Kolonien (1505 St. Helena, 1550 Indien). Erst durch die Erfindung der Konservendose und den Beginn einer intensiven Ananaskultur auf Hawaii wurde die süße Tropenfrucht weltbekannt („Toast Hawaii"). Heute liegen die Hauptanbaugebiete in Thailand und auf den Philippinen. Neben den Früchten werden auch die Blattfasern als „Ananashanf" für feines Gewebe verwendet.

2. Auswertung

Am Beispiel der Ananasfrucht soll der typische Aufbau einer Blütenpflanze mit Sprossachsen, Blättern und Blüten besprochen werden. Die Formveränderungen, die bei der Fruchtbildung der Ananas auftreten, können zum Anlass genommen werden, ähnliche Formveränderungen bei anderen Pflanzen (z. B. Kakteen, Euphorbien) zu besprechen.

Der oben aus der Frucht herausragende Blattschopf kann, wenn man ihn relativ knapp abschneidet und ins Wasser stellt, bewurzelt werden und mit einigem Glück lässt sich daraus eine neue Ananaspflanze ziehen.

Im Fruchtfleisch der Ananas, insbesondere in den äußeren schalennahen Teilen, sind sehr viele Kalziumoxalat-Kristalle enthalten, die sich gut mikroskopieren lassen. Ein besonders eindrucksvolle Bild ergibt sich im Polarisationsmikroskop.

Name:	Klasse:	Datum:

4

Die Ananas: Eine ganze Pflanze wird zur Frucht

Sicherlich weißt du, wie Ananas schmeckt, wahrscheinlich auch, wie eine Ananasfrucht aussieht. Lange Zeit bekam man bei uns Ananasscheiben nur in Dosen. Die ganzen Früchte waren eine tropische Kostbarkeit, die die lange Seereise nach Mitteleuropa normalerweise nicht überstand. Heute werden Ananaspflanzen in den unterschiedlichsten tropischen Ländern kultiviert und gelangen per Luftfracht in unsere Verbrauchermärkte. Gehe in einen Supermarkt und kaufe eine möglichst schöne Ananasfrucht. Stelle fest, wo sie herkommt (wenn nicht auf dem Schild vermerkt, den Verkäufer oder die Verkäuferin fragen).

Meine Ananas stammt aus ______________________________

Vergleiche deine Ananasfrucht mit der dargestellten Ananaspflanze. Welchen Teil hältst du in Händen? Male diesen Teil der gesamten Pflanze gelb aus.

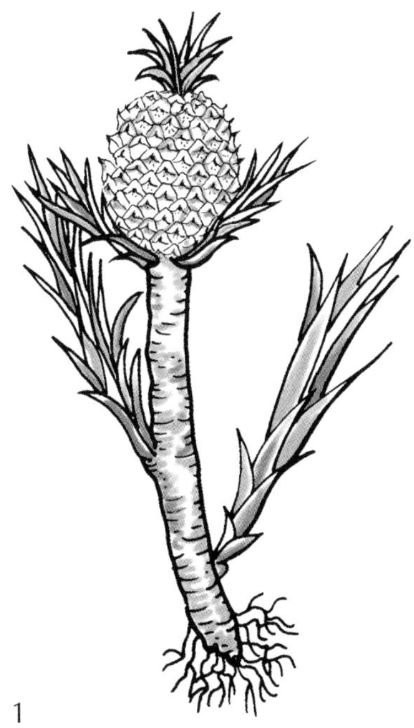

1

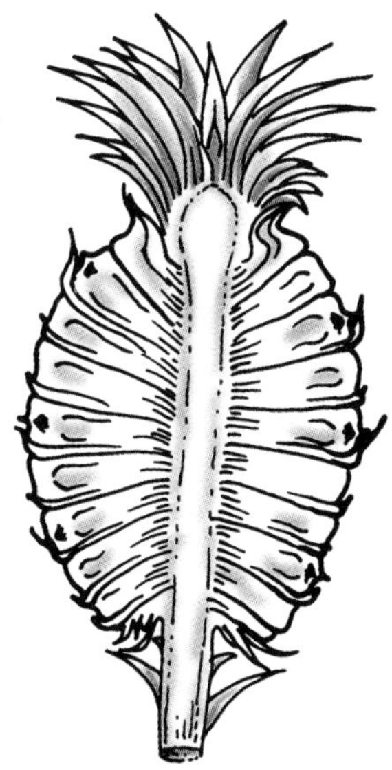

2

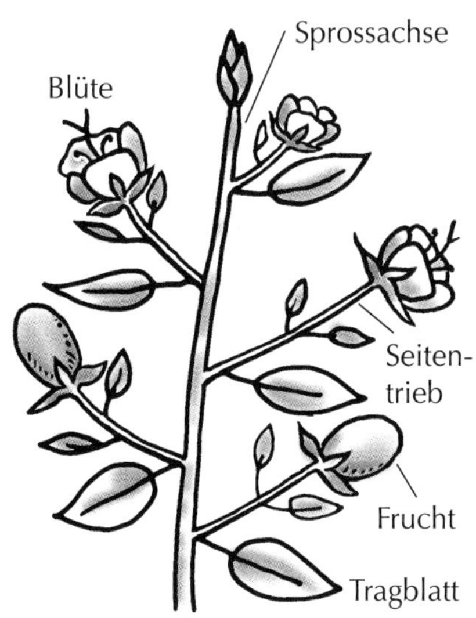

3

Schneide nun deine Frucht wie in Abb. 2 dargestellt längs und vergleiche den Längsschnitt mit dem Schema einer Blütenpflanze. Die Ananasfrucht stellt eigentlich eine ganze Pflanze dar. Lediglich die unteren Blätter und die Wurzeln sind abgeschnitten. Beschrifte entsprechend der Abbildung und male die fleischig verdickten Teile gelb an. Welche Pflanzenteile sind fleischig verdickt?

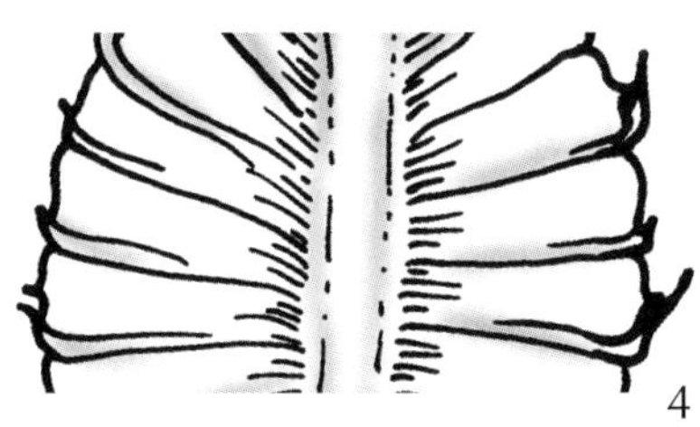

4

Kultur-Ananaspflanzen enthalten normalerweise keine Samen. Zeichne auf den Längsschnitt (Abb. 4) die Stellen rot ein, an denen sich bei wilden Ana-naspflanzen Samen entwickeln würden.

Du darfst nun zusammen mit deinen Mitschülerinnen und Mitschülern die Ananaspflanze aufessen. Allerdings kann man nicht die ganze Ananas essen. Der obere grüne Blattschopf am Ende der Sproßachse z. B. ist nicht essbar. Auch die Sprossachse selbst ist meist etwas holzig und wird von Feinschmeckern gemieden, ebenso die äußeren Enden der Tragblätter und die äußersten harten Teile der Einzelfrüchte. Sei beim Abschneiden dieser harten Außenschicht nicht zu sparsam, denn in den äußeren Schichten befinden sich zahlreiche mikroskopisch kleine aber ganz harte spitze Kriställchen aus Kalziumoxalat (Abb. 5). Du könntest dir damit Lippen und Zunge verletzten.

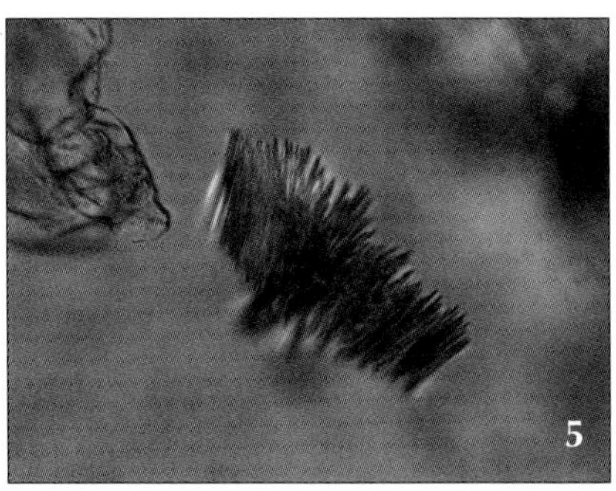

5

1. Fachlicher Hintergrund

Bis vor etwa zwei Jahrzehnten waren Mangofrüchte nur selten im Angebot der Gemüsemärkte zu finden. Erst seit die druckempfindlichen Früchte besser konserviert und per Luftfracht rasch transportiert werden können, gehören sie zum Standardangebot. Trotzdem haftet ihnen noch der Reiz des Exotischen an.

Der Mangobaum (Mangifera indica, Familie Anacardiaceae, Sumachgewächse) ist im Raum Burma und Indien beheimatet. Im Bergland Indiens trifft man heute noch auf wilde, dem Mangobaum nahe verwandte Arten. Er wird seit 4000 Jahren in Indien kultiviert und man unterscheidet etwa 1000 verschiedene Sorten. Heute erstreckt sich das Anbaugebiet über die gesamte Tropenzone und reicht mit Ägypten, Israel, Südafrika und Florida in die Subtropen. Für viele Anbaugebiete ist die Mangofrucht neben der Banane das wichtigste Obst.

Der Baum wird bis 30 m hoch, in Kultur jedoch meist niedriger gehalten. Die 10-15 cm langen, schmal-lanzettlich, ledrigen Blätter stehen gehäuft an den Zweigenden. An den endständigen Rispen entwickeln sich bis zu 3000 kleine teils männliche, teils zwittrige Blüten. Aus dem einfächrigen unterständigen Fruchtknoten entwickelt sich eine Steinfrucht, die an langem Stiel herabhängt und bis zu 2 kg schwer sein kann. Die grünen oder gelben, oft rotbackigen Früchte sind länglich und rund, seitlich etwas zusammengedrückt und etwas asymmetrisch. Die ungenießbare ledrige Fruchthaut (Exokarp) umschließt ein saftiges Fruchtfleisch (Mesokarp) mit einem großen Steinkern. Da dieser durch zahlreiche Fasern mit dem Fruchtfleisch verbunden ist, lässt er sich nur schwer davon trennen.

Der Steinkern enthält einen oder zwei von der dünnen Samenschale umschlossene Embryonen. Bei den Formen mit zwei Embryonen entwickelt sich einer der beiden Keimlinge aus der befruchteten Eizelle, der andere aus dem Nucellus. Heute wird in der Kultur meist die vegetative Vermehrung angewandt (Stecklinge).

Das bei der Reife kräftig gelbe Fruchtfleisch ist saftig und süß und hat ein leicht pfirsichartiges, etwas herbes, pikantes Aroma. Unreife Früchte und manche Sorten haben einen leichten Terpentingeschmack. Meist werden die Früchte frisch gegessen, wegen der schlechten Haltbarkeit aber auch zu Konserven, Saft oder Mango-Pickles verarbeitet. Durch Trocknen und Vermahlen unreifer Fallfrüchte wird sogar ein Trockenprodukt (Mangopowder) hergestellt. Das Fruchtfleisch ist besonders reich an Provitamin A (Beta-Karotin) und Vitamin C.

2. Auswertung

Nach botanischer Definition ist die Mango eine Steinfrucht. Der harte, faserige Kern der Frucht ist der Steinkern, der den Samen mit dem Embryo bzw. den Embryonen umschließt. An dem großen fleischigen Embryo sind die beiden Keimblätter, die Keimachse und die Keimwurzel gut zu unterscheiden. Mit etwas Geduld kann man die Steinkerne von Mangofrüchten im Blumentopf zum Keimen bringen.

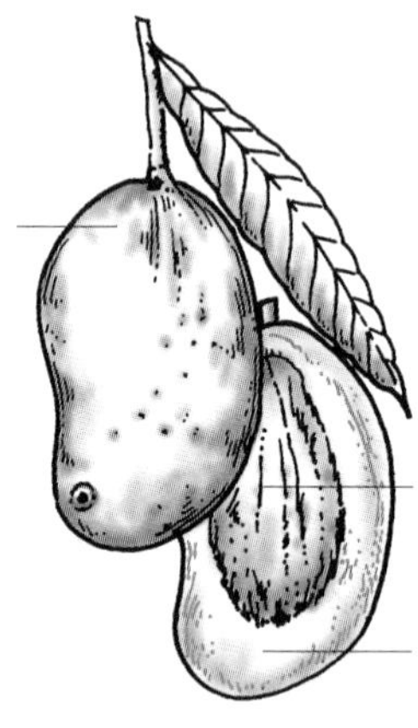

Name:	Klasse:	Datum:

5

Aufgaben

1. Beschaffe dir im Supermarkt oder auf dem Wochenmarkt eine möglichst reife Mangofrucht. Beschreibe die Frucht nach Form, Farbe, Gewicht und Oberfläche.

2. Aus welchem Anbauland stammt die Frucht (eventuell VerkäuferIn fragen).

3. Schneide die Frucht längs und quer, bis du auf den harten Kern stößt. Löse Stücke des Fruchtfleisches vom harten Kern ab, schäle und probiere sie. Beschreibe das Aroma. Wie ist der harte Kern mit dem Fruchtfleisch verbunden?

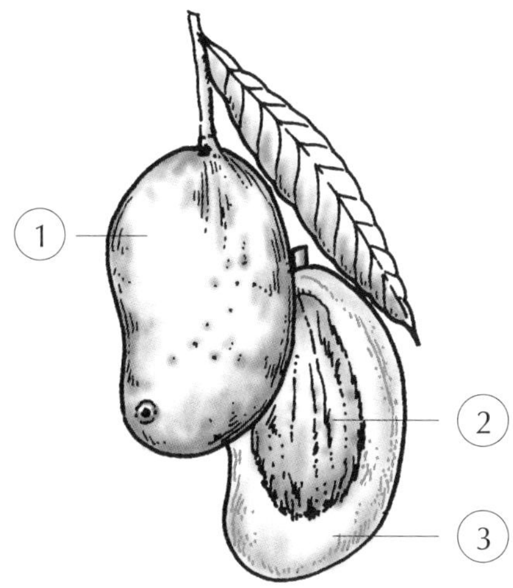

4. Beschrifte die Abbildung.

   ①

   ②

   ③

5. Untersuche den Aufbau des harten Kerns. Schabe dazu anhaftendes Fruchtfleisch vom Kern ab, schneide das flachere Ende des Kerns auf 1,5 bis 2 cm ab. Zerlege die feste Hülle in die beiden schalenförmigen Hälften. Beschreibe und zeichne den Inhalt. Welchen Teil der Frucht hast du damit frei gelegt?

6. Entscheide nun, um welche Art von Frucht es sich bei Mango handelt.
   a) Welchen Teil der Frucht stellt der harte Kern dar?
   b) (Zum Vergleich: Eine Pflaume ist eine Steinfrucht, eine Tomate ist eine Beere, eine Haselnuss ist eine Nussfrucht).

   a) b)

7. Forsche im Supermarkt oder in anderen Spezialgeschäften (Reformhaus, Feinkostgeschäft), ob Mangoprodukte angeboten werden (Saft, Nektar, Saucen, Konserven).

1. Fachlicher Hintergrund

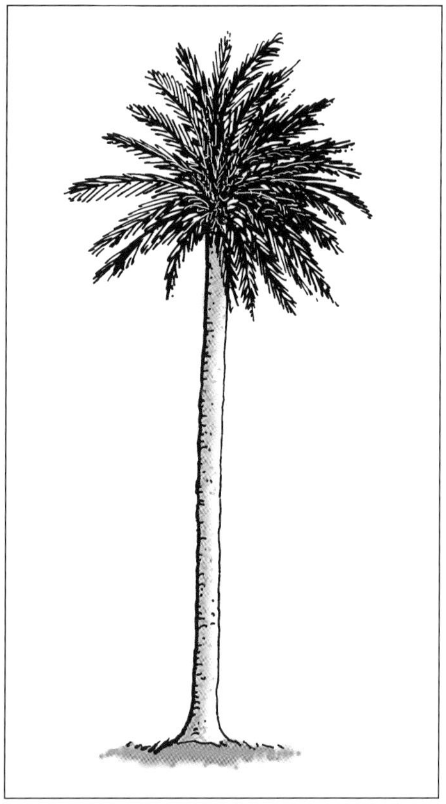

Die Dattelpalme (Phoenix dactylifera, Arecaceae, Palmen) ist eine mehr als 5000 Jahre alte Kulturpflanze. Ihre Heimat wird im Gebiet um den Persischen Golf vermutet. Sie wurde zuerst von den Babyloniern in Kultur genommen und von dort aus nach Osten und Westen verbreitet. Ihr heutiges Verbreitungsgebiet erstreckt sich über die subtropischen Wüstengebiete von Marokko im Westen über Persien bis nach Indien im Osten. Seit Ende des vorigen Jahrhunderts sind auch Kalifornien, Texas, Mexiko, Brasilien, Südafrika und Australien Anbau- und Exportgebiete. Der Anbau der Dattelpalme ist nur in Gegenden mit hohen Wärmegraden und großer Lufttrockenheit möglich. Sie ist vorzüglich an das Wüstenklima angepasst, benötigt aber viel Grundwasser oder muss – wie oft in den Oasen – künstlich gewässert werden. Ihre Ansprüche werden durch die Aussage charakterisiert, sie müsse mit dem Kopf in sengender Sonne und mit dem Fuß im Wasser stehen. Die Pflanze gilt als sehr salztolerant.

Dattelpalmen werden je nach Standort 15-30 m hoch und besitzen einen unverzweigten Stamm, der einen Schopf von 3-4 m langen Fiederblättern trägt. Der Stamm ist von unten bis oben von den Basen abgestorbener Blätter besetzt. Die Pflanze ist zweihäusig. Die männlichen und weiblichen Blütenrispen entspringen den Achseln der Blätter. Die Bestäubung erfolgt von Natur aus über den Wind. Um den Ertrag zu steigern, wird aber seit dem Altertum künstliche Bestäubung angewandt. Dazu hängt man männliche Teilblütenstände in die weiblichen Blütenstände. Der Pollen bleibt jahrelang befruchtungsfähig. Deshalb wurden reife männliche Blütenstände abgeschnitten und in Beuteln aufbewahrt. In dieser Form sind sie in den Anbauländern ein Handelsartikel auf den Märkten. Obwohl die Samen leicht keimen, erfolgt die Vermehrung hauptsächlich durch Schösslinge. Auf 40-50 weibliche Pflanzen setzt man nur 1-2 männliche Exemplare. Aus den kleinen weiblichen Blüten entwickeln sich pro Fruchtstand innerhalb von 5 Monaten etwa 200 beerenartige 4-8 cm lange Früchte. Sie enthalten einen länglichen, längsgefurchten, harten Samen, dessen Nährgewebe Zellulose speichert („Reservezellulose"). Das saftreiche Fruchtfleisch enthält 60-70 % Zucker, dazu Kalzium, Kalium, Eisen, Phosphor und die Vitamine A, B_{12} und D. Datteln werden vor dem Versand getrocknet und konservieren sich selbst durch den hohen Zuckergehalt. Erst in jüngster Zeit werden auch frische Datteln in unseren Märkten angeboten. In den Anbaugebieten selbst sind die Trockendatteln von größerer Bedeutung. Ihr Fruchtfleisch ist mehlig und stärkereich und hatte für die einheimische Bevölkerung – mindestens in früheren Zeiten – eine ähnliche Bedeutung wie bei uns Kartoffeln und Getreide.

2. Auswertung

Die Dattelfrucht ist außen von einer pergamentartigen Fruchthaut umgeben. Das Fruchtfleisch ist weich. Der Dattelkern ist knochenhart. Nach der botanischen Nomenklatur handelt es sich bei der Dattelfrucht um eine Beere, da der Samen unmittelbar von weichem Fruchtfleisch umgeben wird.

Gegenüber der Längsfurche liegt in der Mitte eine nabelartige Vertiefung. Mit der Nadel kann man hier etwas hineinstechen. Sie zeigt die Lage des Embryos an, der in ein umfangreiches hartes Nährgewebe eingebettet ist, das vorwiegend aus Cellulose besteht. Bei keimenden Dattelkernen werden die verdickten Zellulosezellwände des Endosperms enzymatisch aufgelöst, was man im mikroskopischen Schnitt gut beobachten kann.

Zur Fruchtmorphologie: vgl. die beschriftete Abbildung.

Chlorzinkiod-Lösung zeigt Zellulose an, Fehling'sche Lösung bildet mit Traubenzucker einen orangeroten Niederschlag.

Name:	Klasse:	Datum:

6

Datteln- die Früchte der Wüstenpalmen

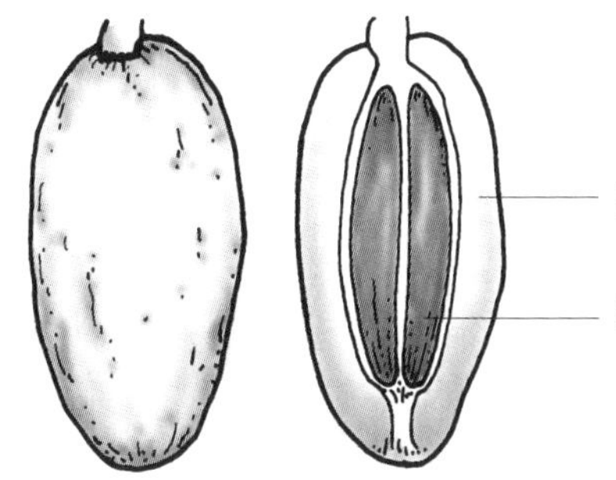

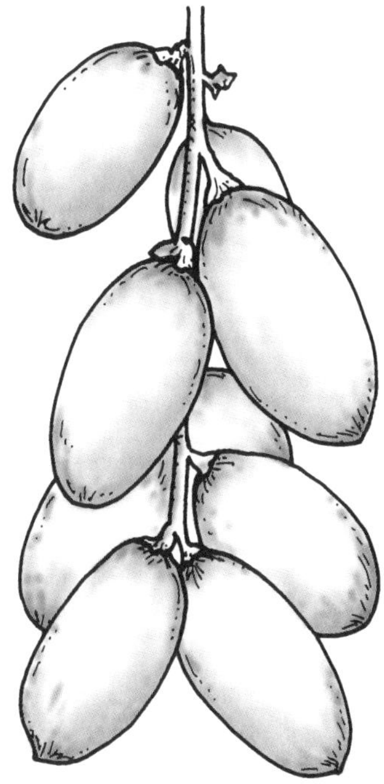

Fruchtrispe

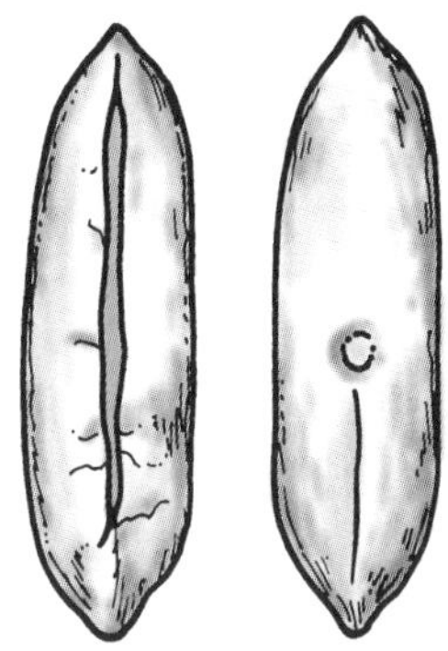

Dattelkern

1. Beschaffe dir Datteln vom Supermarkt oder vom Wochenmarkt, die noch an der Fruchtrispe sitzen und nicht zusammengepresst sind.
2. Schneide eine Dattel mit dem Messer bis zum harten Kern auf. Auf welche Schichten stößt du dabei nacheinander?
3. Beschreibe die Form und die äußere Beschaffenheit des Kerns. Suche nach der in der Abbildung dargestellten kreisförmigen Vertiefung gegenüber der Längsfurche. Welche Bedeutung könnte dieses „Loch" haben?
4. Brich einen Kern mit der Kneifzange durch. Tupfe auf die Bruchstelle Chlorzinkiod-Lösung. Beschreibe die Veränderung (mit Chlorzinkiod verfärbt sich Zellulose violett).
5. Koche das Fruchtfleisch einer Dattel in einem kleinen Erlenmeyerkolben mit 50 ml Wasser oder in einem Reagenzglas einige Minuten lang auf. Filtriere die Abkochung und gieße dann 10 ml des Filtrats in ein Reagenzglas und füge einige Milliliter Fehling'sche Lösung 1 und 2 hinzu. Die Lösungen müssen vorher zu gleichen Teilen in einem Reagenzglas gemischt werden. Welchen Inhaltsstoff zeigt die starke Reaktion an?
6. Wenn dir ein Mikroskop zur Verfügung steht, fertige folgendes Präparat an: Brich einen Dattelkern mit der Kneifzange genau in der Mitte quer durch. Stelle auf einer der beiden Bruchflächen mit einer scharfen Klinge eine glatte Fläche her. Schneide dann von dieser Fläche hauchdünne Scheiben ab und fertige davon ein mikroskopisches Präparat an (Objektträger, Präparat, Wassertropfen, Deckglas) und mikroskopiere. Wie sehen die Zellen aus, die du im Mikroskop beobachten kannst (zeichne, beschreibe).

____

____

____

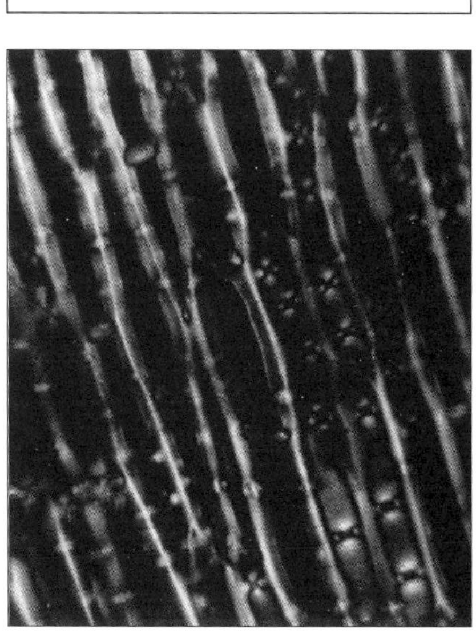

Abb. rechts unten: Ausschnitt aus dem Speichergewebe des Dattelkerns (Längsschnitt). Bei gekreuzten Pol-Filtern leuchten die Zellulose-Zellwände hell auf.

1. Fachlicher Hintergrund

Seit etwa 20 Jahren werden Papajas regelmäßig in den Obstabteilungen der Supermärkte angeboten. Die Papaja ist die Frucht des Melonenbaumes (Carica papaya, Familie Caricaceae, Melonenbaumgewächse). Die Pflanze ähnelt äußerlich einer Palme. Der nahezu unverholzte, unverzweigte Stamm wird bis zu 10 m hoch und trägt an seiner Spitze einen Schopf tief eingekerbter sehr großer Blätter. Die älteren Blätter sterben jeweils ab und hinterlassen tiefe dreieckige Narben.

Es gibt weibliche, männliche und zwittrige Papajapflanzen. Weibliche Blüten und Früchte sitzen dicht am Stamm in den Blattachseln. Männliche sowie zwittrige Blüten und deren Früchte sitzen an gestielten Rispen. In der Kultur lässt man auf 10-15 weibliche Pflanzen nur ein männliches Exemplar stehen, das für die Bestäubung und Befruchtung ausreicht. Die Früchte der weiblichen Pflanzen können bis zu 10 kg schwer werden. Sie erinnern in ihrer äußeren Gestalt an Melonen. Gewöhnlich werden sie in den Anbaugebieten verwendet. Nur die Früchte der zwittrigen Sorten, die bis 600 g schwer werden, sind für den Export von Bedeutung. Ein Papajabaum kann 15 Jahre alt werden. In der Kultur wird er jedoch meist nach 4-5 Jahren ersetzt, da die Erträge dann abnehmen und das Abernten älterer Pflanzen immer mühsamer wird.

Die Früchte reifen in 5-6 Monaten und können kegel-, birnen- oder melonenförmig sein. Die ledrige Fruchthaut (das Exokarp) ist zuerst grün, später gelb. Das Fruchtfleisch der reifen Früchte ist orangerot oder gelb. Vielfach gelangen noch grüne Früchte in den Handel, die nur schlecht nachreifen und nicht gut schmecken. Man sollte deshalb nur Früchte kaufen, die sich schon gelb verfärbten.

Die ursprüngliche Heimat der Papaja ist Mittelamerika. Sie wird heute in allen tropischen und subtropischen Ländern kultiviert. Papajas sind reich an Provitamin A (Beta-Karotin), außerdem enthalten sie Vitamin C, Riboflavin und Kalzium. Sowohl Stamm als auch Blätter und insbesondere ausgewachsene aber noch unreife Früchte enthalten einen Milchsaft (Latex), der reich an Papain ist. Papain ist ein eiweißspaltendes Enzym, das dem Verdauungsenzym Pepsin sehr ähnlich ist. Deshalb wird es zur Herstellung verdauungsfördernder Medikamente verwendet und dient auch als Zartmacher für zähes Fleisch. In der Bekleidungsindustrie verhindert man mit Papain das Schrumpfen von Wolle und Seide. Es findet beim Gerben von Fellen und Häuten und bei der Herstellung von Kaugummi Verwendung. Der papainhaltige Latex wird durch wiederholtes Anritzen der grünen Früchte gewonnen. Reife Früchte enthalten fast kein Papain mehr.

2. Auswertung

Die Papajafrucht ist eine vielsamige Beere. Im Inneren des Fruchtfleisches liegt eine Höhle, die mehrere hundert schwarze, runde, pfefferkorngroße Samen enthält, die in einer gelatinösen Masse sitzen. Sie schmecken kresseartig und dies hängt damit zusammen, dass sie dieselben Inhaltsstoffe (Senfölglycoside) enthalten wie viele Kreuzblütler. Die Schülerinnen und Schüler sollen selbständig den Aufbau der Papaja untersuchen und die Frucht nach dem Schulbuch oder einer anderen Quelle richtig zuordnen (Beere). Das aromatische süße Fruchtfleisch eignet sich gut zur Herstellung eines Fruchtsalats. Es schmeckt besonders gut, wenn man es mit Zitronensaft oder Limettensaft beträufelt.

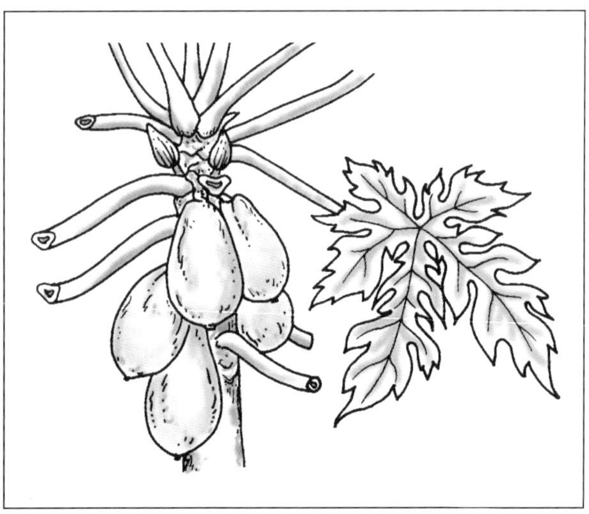

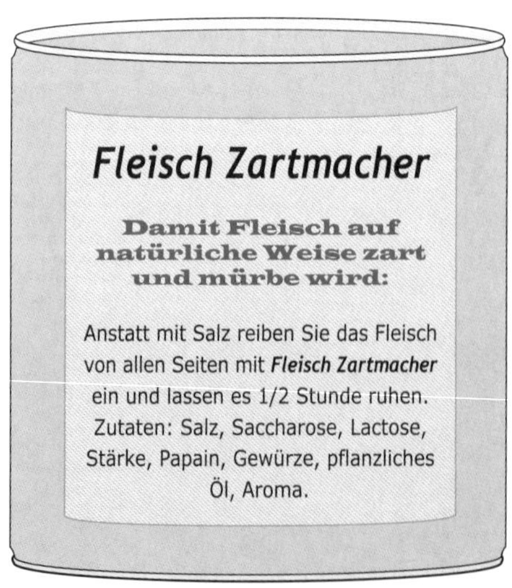

Name:	Klasse:	Datum:

Was steckt in der Papajafrucht?

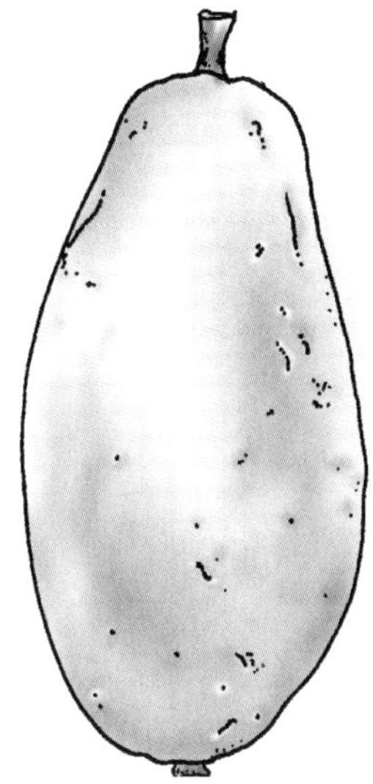

1. Beschaffe dir im Supermarkt oder auf dem Wochenmarkt eine möglichst gelbe reife Papajafrucht.

   Beschreibe:

Form der Frucht	Gewicht	Beschaffenheit der Oberfläche

2. Schneide die Frucht der Länge nach durch (Vorsicht, der Saft insbesondere aus der Fruchthaut sollte nicht in das Auge gelangen!). Beschreibe das Innere der Frucht. Beschrifte die Zeichnung des Längsschnittes. Verwende dazu die Begriffe Fruchthaut, Fruchtfleisch, Samen und vergleiche mit der Zeichnung.

   Beschrifte auch diese entsprechend.

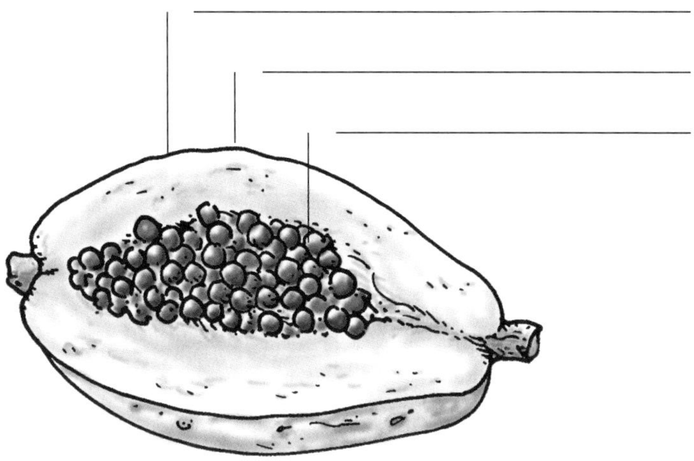

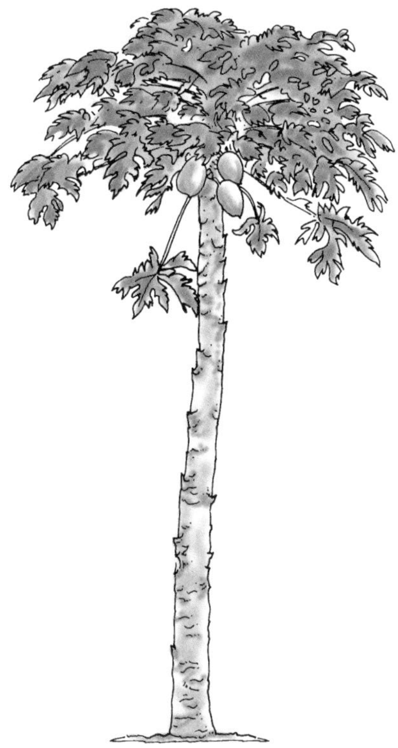

3. Probiere nun das Fruchtfleisch und beschreibe seinen Geschmack. Vergleiche sie mit anderen Früchten. Zerbeiße auch die Kerne.

   Beschreibe:

Geschmack des Fruchtfleisches	Geschmack der Kerne

1. Fachlicher Hintergrund

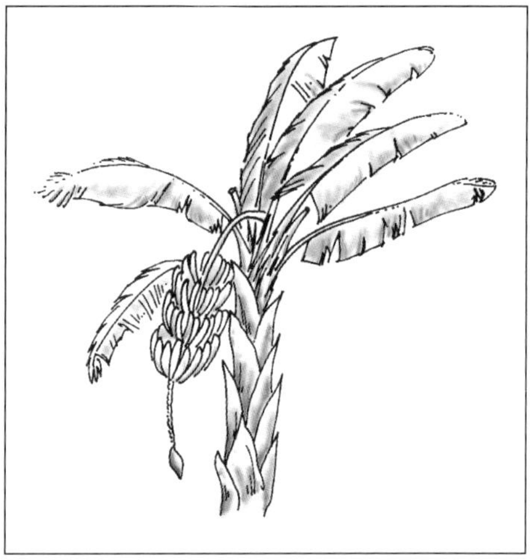

Nach den Äpfeln ist die Banane heute die am zweithäufigsten verzehrte Frucht in Mitteleuropa.

Sicherlich hängt dies mit der leichten Kultivierbarkeit und Transportfähigkeit der Banane zusammen.

Bananenpflanzen (Familie Musaceae) sind Stauden, die bis zu 10 m hoch werden. Die Schein- oder Blattstämme bestehen ausschließlich aus den umeinandergerollten, saftigen Blattscheiden. Die Pflanzen bringen nur einen Blütenstand aus vielen Reihen rotvioletter Blüten hervor, die sich nach und nach öffnen. Aus den Blüten entwickeln sich beerenartige Früchte. Pro Reihe entsteht eine sog. „Hand" mit 12-20 „Fingern", den einzelnen Bananen. (Der Begriff Banane leitet sich vom arabischen Wort „banan" = Finger.) ab. Anfangs wachsen die Bananen nach unten, später der Sonne entgegen. Daher sind die Bananen gekrümmt.

Die Fruchtstände werden im grünen vorreifen Zustand geerntet. Im Einfuhrland reifen sie in klimatisierten Kammern unter Einwirkung von Ethylen nach. Während dieser Nachreife entwickeln sich die Aromastoffe und die Stärke der grünen Früchte wird in Zucker umgewandelt. 1992 gab es in Deutschland 140 Bananenreifereien. Reifen die Bananen am Stamm, schmecken sie mehlig und sind nicht mehr lange haltbar.

Querschnitt durch eine Banane

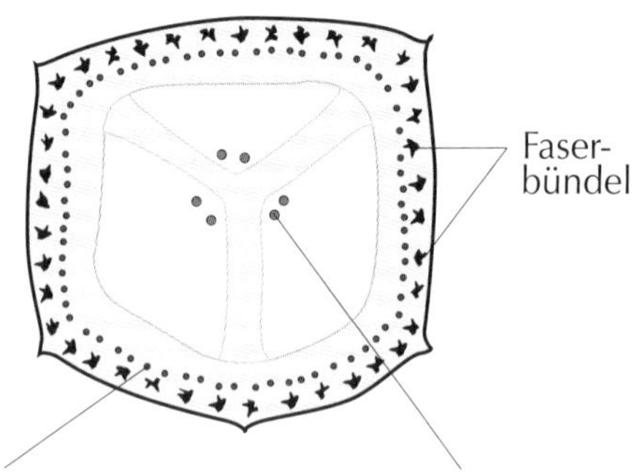

Die Schale der Bananen ist von vielen Faserbündeln und Gerbstoffschläuchen durchzogen. Der Faserreichtum ermöglicht ein leichtes Abziehen der Schale. Das Fruchtfleisch ist anfangs fest und stärkereich, wird bei der Reife durch Verzuckerung der Stärke süß und weich.

Bananen sind reich an Mineralstoffen (v.a. Kalium), Vitaminen und Ballaststoffen (v. a. Pektin). Zudem enthalten sie den „Stimmungsmacher" Serotonin. Mangel an Serotonin kann zu depressiven Stimmungen führen.

Bananen sollten bei etwa 12 °C aufbewahrt werden. Im Kühlschrank leidet das Aroma, zudem können die Zellen der äußeren Fruchtwand absterben, dadurch werden Enzyme (Phenoloxidasen) freigesetzt, die zu einem Dunkelwerden der Schale führen.

Von den 300 Bananenarten werden bisher etwa 20 kultiviert. 1994 lag die Produktion an Obstbananen weltweit bei 52 Millionen Tonnen. Die in Europa konsumierten Bananen stammen vorwiegend aus Mittelamerika (Ekuador, Honduras, Costa Rica und Panama). In Deutschland lag der Pro-Kopf-Verbrauch 1995 bei 15 kg Bananen.

2. Auswertung

Bananen im Supermarkt: *Obstbananen* (zuckerreich) / getrocknete *Bananachips* z. B. fürs Müsli oder zum Knabbern (gelbreife Früchte werden dazu vorsichtig bei 60 °C gedörrt, bis sie lederbraun sind) / *Kochbananen*: nicht süß, stärkereich, Verwendung wie Gemüse oder Kartoffeln. 80 % der weltweit geernteten Bananen sind übrigens Kochbananen. / *Baby-Bananen*, wesentlich kürzer mit dünner Schale, gelblichem bis leicht rosafarbenem Fruchtfleisch, sehr süß. / *Bananensaft* / evtl. *Bananenpudding* / Bananen als *Zierpflanzen.*

Wer verdient wieviel an einer Banane? 2 % Löhne der Plantagenarbeiter, 5 % Weitere Kosten und Verdienst des Pflanzers, 5 % Düngemittel und Transportkosten im Anbauland; 19 % Reifen im Verbraucherland, Werbung und Verdienst des Importeurs; 32 % Groß- und Einzelhandel; 37 % Reifen auf der Plantage, Verschiffung ins Verbraucherland (Nach Rainer Grießhammer, Claudia Burg, Wen macht die Banane krumm?, 1989 (Zahlen nach: Richard North, Wer bezahlt die Rechnung, 1988)).

Name:	**Klasse:**	**Datum:**

8

Schneide eine Banane mit Schale quer durch.

Betrachte die Schnittflächen und zeichne einen Querschnitt.

Querschnitt:

Blüten-/Fruchtstand

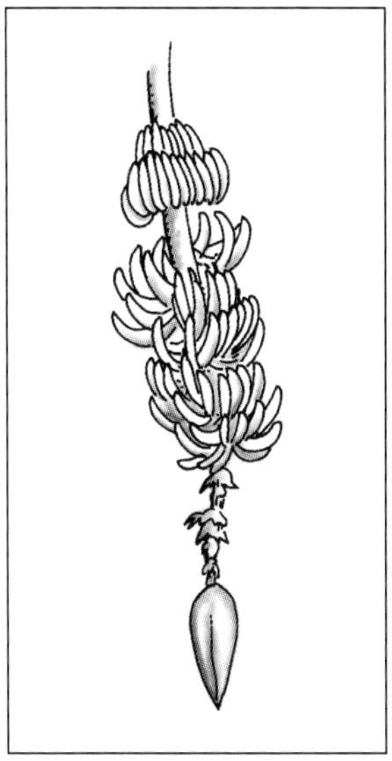

Welche Bananen bzw. welche Produkte aus Bananen findest du im Supermarkt?

____

____

____

____

____

Rezept: Bananenmilch

Schäle zwei Bananen und gebe sie in einen Becher. Gieße 500 ml Milch dazu und mixe alles mit einem Pürierstab.

Wer verdient wieviel? Was denkst du? Ziehe Verbindungsstriche.

Löhne der Plantagenarbeiter

Groß- und Einzelhandel

Reifen auf der Plantage, Verschiffung ins Verbraucherland

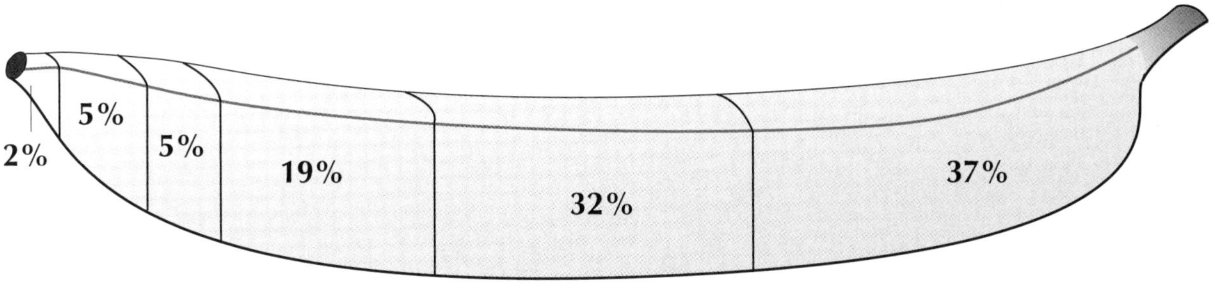

weitere Kosten und Verdienst des Pflanzers

Düngemittel und Transportkosten im Anbauland

Reifen im Verbraucherland, Werbung und Verdienst des Importeurs

1. Fachlicher Hintergrund

Die Kenntnis der verschiedenen Salate und Gemüsesorten ist eine wichtige Voraussetzung für bewusste Ernährung. Darüber hinaus kann man am Beispiel verschiedener Gemüse und Salate Grundlegendes über den Bau der Höheren Pflanzen kennenlernen. Dazu kann man am besten animieren, wenn man Wissen mit Essen verbindet.

Das Wort „Gemüse" kommt von „Mus" und bezieht sich darauf, dass die Gerichte aus gekochten Pflanzenteilen hergestellt werden. Der Begriff „Salat" leitet sich von dem lateinischen salare = salzen ab. In Deutschland gibt es mehr als 60 Gemüsearten, weltweit sind es sicherlich 500 oder mehr. Der pro-Kopf-Verbrauch/Jahr liegt in der Bundesrepublik etwa bei 100 kg, in Italien bei 180, in Frankreich bei 120 und in Dänemark bei 60 kg.

Man kann die verschiedenen Gemüse- und Salatesorten nach unterschiedlichen Prinzipien einteilen. Eine Möglichkeit richtet sich danach, wie der Anbau erfolgt.

Grobgemüse wird feldmäßig und großflächig angebaut. Hierzu gehören *Kopfkohl, Rote Beete, Karotten* (*Möhren, Gelbe Rüben*), *Kartoffeln* und *Steckrüben*.

Feingemüse stellt höhere Ansprüche an die Kulturmaßnahmen. Im allgemeinen zählt man hierzu Spargel, *Blumenkohl, Brokkoli, Tomaten, grüne Bohnen, Erbsen, Schwarzwurzeln* aber auch kleinere *Karotten*.

Eine weitere Möglichkeit, die verschiedenen Gemüsesorten zu ordnen, besteht darin, dies nach den vorwiegend genutzten Pflanzenteilen zu tun, also z. B. in **Wurzelgemüse** (*Karotten, Steckrüben*), **Blattgemüse** (*Spinat, Mangold, Kohl*) und **Fruchtgemüse** (*Tomaten, Auberginen, Zucchinis, Gurken*).

Als „Wildgemüse" bezeichnet man in der Regel Wildpflanzen einer Region, die sich zur Herstellung von Gemüse eignen, die also essbar sind.

Wichtige Inhaltsstoffe

Wichtige Inhaltsstoffe von Gemüsen sind natürlich die sogenannten Grundnährstoffe **Eiweiße**, **Kohlenhydrate** und **Fette**. Sieht man einmal von besonders stärkereichen Knollen oder Rüben (*Kartoffeln, Steckrüben*) oder fett- und eiweißreichen Früchten oder Samen (*Hülsenfrüchte, Avocado*) ab, so sind diese Grundnährstoffe in den meisten Gemüsen in geringeren Mengen enthalten, als z. B. in Getreide oder in Fleisch. Dafür enthalten die meisten Gemüsearten besonders viele Ballaststoffe, die für den geregelten Ablauf der Verdauung entscheidend sind, sowie wichtige Mineralstoffe (Kalium, Kalzium, Magnesium, Zink, Mangan, Iod ...) und Vitamine (Provitamin A: Carotin, Vitamine des B-Komplexes, Vitamine C, E und K).

Zahlreiche pflanzliche Inhaltsstoffe – sogenannte **sekundäre Pflanzenstoffe**, so genannt, weil sie im Sekundärstoffwechsel und nicht im Primärstoffwechsel, also bei Assimilation und Atmung, entstehen – haben besondere Auswirkungen und Einflüsse auf den menschlichen Organismus. Dies gilt natürlich besonders für medizinisch und pharmakologisch genutzte Pflanzen und Pflanzeninhaltsstoffe, aber auch Gemüse und Salate enthalten Bitterstoffe, ätherische Öle, Scharfstoffe, Alkaloide, Flavonoide, Cumarine, Gerbstoffe usw.

Bau der Pflanzen

Eine Höhere Pflanze besteht aus Wurzeln, Sprossachsen, Blättern, Blüten und Früchten. Durch Umgestaltung dieser Grundorgane können Knollen, Rüben, Zwiebeln, Köpfchen, verdickte Achsen und Blattstängel usw. entstehen. Je nach Gemüsesorte können alle diese Pflanzenteile für die menschliche Ernährung eine Rolle spielen. Dabei sind bei Kulturpflanzen die genutzten Teile meistens besonders vergrößert, seien dies nun Früchte, Blätter, Stängel oder Wurzeln. Darüber hinaus enthalten sie oft andere Inhaltsstoffe als die Wildpflanzen (der Zuckergehalt der stark vergrößerten Wurzel der Gelben Rübe (Karotte) ist viel höher als derjenige bei der „Wilden Möhre"). Auch andere morphologische Veränderungen sind recht charakteristisch für Nutzpflanzen, so etwa die Kopfbildung bei Blattgemüsen und Blattsalaten (*Kohl, Salat, Chicorée*) oder die Blattkräuselung (*Wirsing*). Einige botanische Defi-nitionen lassen sich besonders gut an Kulturpflanzen demonstrieren.

Rübe: Sie besteht aus zwei Grundorganen: Wurzel und Sprossachse. Dabei kann der Anteil der Sprossachse höher sein (Hypokotylrübe, die vorwiegend über der Erde sitzt: *Futterrübe*), es kann auch der Wurzelanteil höher sein „Wurzelrübe" (Beispiel: *Gelbe Rübe*).

Bei der *Roten Beete*, der *Futterrübe* und der *Zuckerrübe* kommt die Verdickung durch konzentrisch angelegte, gleichzeitig aktive Kambiumringe zustande. Beim Rettich wird vor allem der Holzkörper stark verdickt (Holzrübe), während bei der *Gelben Rübe* vor allem der Bastteil (*Bastrübe, Rindenrübe*) verdickt ist. Die Seitenwurzeln der Gelben Rübe werden im Zentralzylinder angelegt. Durch Abnagen der Rinde kann man dies recht deutlich machen.

Zwiebel: Sie entsteht aus den verdickten unterirdischen Blattorganen oder Teilen von Blättern.

Knolle: Sie entsteht durch die partielle Verdickung der Wurzel (Wurzelknolle: Süßkartoffel) oder der Sprossachse (Sprossknolle: Kohlrabi, Kartoffel).

Gemüse der Saison?

Heute gibt es in unseren Supermärkten das ganze Jahr über eine relativ große Auswahl von Gemüsearten. Dies hängt damit zusammen, dass einmal aus fernen Ländern Gemüse importiert wird – z. B. sogar von der Südhalbkugel –, zum anderen bestimmte Arten wie etwa Tomaten oder Kopfsalat in Gewächshauskulturen gezogen werden. Ähnlich wie bei Früchten entspricht deshalb auch das Angebot an Gemüsen und Salaten nicht mehr der Jahreszeit .

2. Auswertung

Die beiden ersten Aufgaben befassen sich mit dem Aufbau der Gemüsepflanzen. Ein Vergleich zeigt, dass die unterschiedlichsten Pflanzenteile genutzt werden. Dabei lassen sich die typischen Teile einer Blütenpflanzen – auch „Grundorgane" genannt – , Wurzeln, Sprossachsen und Blätter, erkennen und unterschieden, außerdem die der geschlechtlichen Fortpflanzung dienenden Blüten, Früchte und Samen.

Typisch für Kulturpflanzen ist, dass die genutzten Teile durch Kultur und Züchtung gegenüber den wilden Ursprungsarten besonders verändert, meist vor allem vergrößert wurden. Am Beispiel der *Gelben Rübe* bzw. *Möhre*, deren Ursprungspflanze noch heute ein Bestandteil der einheimischen Flora ist, kann dies gut demonstriert werden.

In der dritten Aufgabe geht es um die Herkunft von Gemüse- und Salatpflanzen (*Porree*: Mittelmeergebiet, *Kohlrabi* und *Blumenkohl* – wie alle *Kohlsorten* –: Küsten des Mittelmeers und Atlantiks, Tomate: Südamerika, *Feldsalat* :(Mittel)europa, *Gurke*: Ostasien, Indien, *Sellerie*: Salzböden Europas, Asiens und Afrikas, v. a.Küsten, *Spinat*: Persien, Afghanistan, *Zucchini*: Amerika, *Avocado*: Südamerika, *Rettich*: (Vorder)asien, *Kopfsalat*: Europa, *Paprika*: Süd- und Mittelamerika). Die Auswertung sollte am besten mit Hilfe einer Weltkarte (Atlas, Wandkarte) erfolgen.

Die Ware im Supermarkt kommt aber heute von ganz anderen Orten, die allerdings auch weit entfernt sein können. Bei der Auswertung dieses Aufgabenteils sollte ebenfalls der Atlas genutzt werden, wo bei auch Fragen der Anbau- und Wachstumsbedingungen und des Klimas in verschiedenen Erdteilen behandelt werden sollten.

Lösungsbeispiele für Arbeitsblatt 2: Blütenstand: Blumenkohl, unreife Früchte: Gurken, reife Früchte: Tomaten, Laubblätter: Spinat, Blattrosette: Endiviensalat, Blattstiele: Rhabarber, Verdickte Sprossachse: Kohlrabi, Sprossknospen: Rosenkohl, austreibende Sprosse: Spargel, Zwiebel: Küchenzwiebel, Unterirdische Sprossknolle: Kartoffel, Sproß-Hypokotyl-Wurzel-Rübe: Sellerieknolle, Hypokotyl: Radieschen, Hypokotyl-Wurzel-Rübe: Möhre, Wurzel: Meerrettich

9 | **Name:** **Klasse:** **Datum:**

Gemüse und Salate

Die unterschiedlichsten Pflanzenteile können als Gemüse oder Salat genutzt werden. Aus einer großen Sammlung verschiedener solcher Pflanzen, lässt sich so eine „Supergemüsepflanze" zusammenstellen.

Material:

Möglichst viele unterschiedliche Gemüsearten bzw. Salate z. B. *Blumenkohl, Brokkoli, Rosenkohl, Gurke, Bohne, Paprika, Erbse, Spinat, Grünkohl, Kopfsalat, Kohlrabi, Spargel, Chicorée, Speisezwiebel, Knoblauch, Radieschen, Möhre, Schwarzwurzel, Artischocke, Rhabarber, Rettich, Rote Beete ...*

einen großen Tisch oder eine andere waagerechte Ausstellungsfläche

ein großes, auf Packpapier oder Karton gezeichnetes Bild einer typischen Pflanze, die aus Wurzeln, Sprossachsen, Blättern, Blüten und Früchten besteht (vgl. Vorlage).

Durch Umgestaltung dieser Grundorgane können Knollen, Rüben, Zwiebel, verdickte Achsen, Blattstängel, Köpfe usw. entstehen. Versuche, auf der Ausstellungsfläche/ dem großen Karton eine „Superpflanze" zusammenzulegen, indem du immer die entsprechenden für Gemüse oder Salat genutzten Pflanzenteile an die Stelle in der Schemaskizze legst, der sie zuzuordnen sind (also den Blumenkohl zum Blütenstand, den Kopfsalat zu den Blättern ...).

Welche Veränderungen der genutzten Pflanzenteile vermutest du im Vergleich zu der zugehörigen Wildpflanze? (Vergrößerung, Kräuselung, Kopfbildung usw.)

Trage zu den Kästchen je ein Beispiel eines Gemüses oder Salates ein!

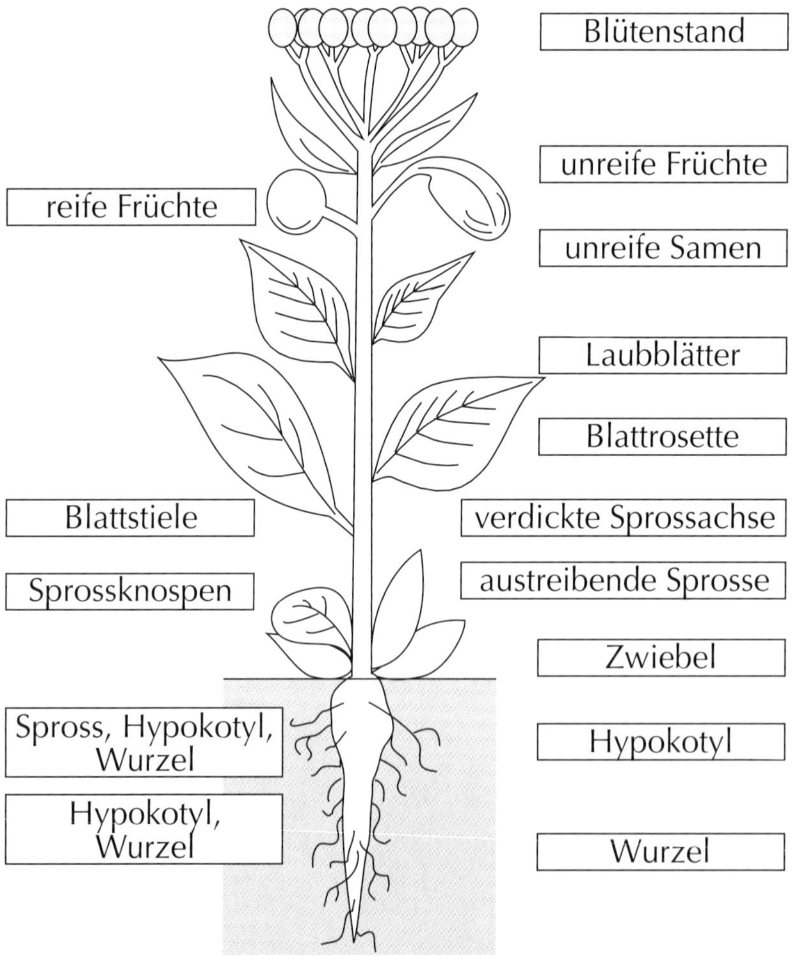

Name:	Klasse:	Datum:

Wildpflanze und Kulturpflanze

Die in Mitteleuropa heimische Wilde Möhre (Daucus carota) gilt als eine Ursprungspflanze der Kulturmöhre. Ein Vergleich beider Pflanzen zeigt die charakteristischen Veränderungen des genutzten Organs.

Material:

einige Pflanzen der Wilden Möhre (möglichst nur eine Blattrosetten bildende einjährige Pflanze) und der Kulturmöhre (Wurzeln und Blattrosette)

Messer

Zeichenpapier und Bleistift

Vergleiche einjährige Pflanzen von Wilder Möhre und Kulturmöhre. Fertige jeweils eine Zeichnung auf einem DIN-A-4-Blatt an und stelle die Unterschiede in einer Tabelle zusammen. Beachte folgende Merkmale:

Wilde Möhre		Kulturmöhre
	Blätter	
	äußere Gestalt der Wurzelrübe	
	Farbe der Wurzelrübe	
	Geruch der Wurzelrübe	
	innerer Aufbau der Wurzelrübe	

Beachte genau, wie die Seitenwurzeln angeordnet sind und wie die Austrittsstellen der Seitenwurzeln bei der Kulturmöhre aussehen. Kannst Du erklären, wie es zu dieser eigenartigen, für Möhren typischen Bildung kommt?

Die Herkunft von Gemüse- und Salatpflanzen

Versuche, mit Hilfe eines Lexikons oder eines Nutzpflanzenbuches herauszufinden, aus welchen Ursprungsgebieten die Stammformen folgender Nutzpflanzen stammen.

Woher kommen die derzeit im Verbrauchermarkt angebotenen Gemüse und Salate? Versuche, dies an einem Gemüsestand eines Supermarktes über die Beschriftung und durch Nachfragen beim Personal herauszufinden.

Nutzpflanze	Ursprungsgebiet der Stammform	Herkunftsland
Porree (Lauch)		
Kohlrabi		
Blumenkohl		
Tomate		
Feldsalat		
Gurke		
Sellerie		
Spinat		
Zucchini		
Avocado		
Rettich		
Kopfsalat		
Paprika		

1. Fachlicher Hintergrund

Rund 1 kg Hülsenfrüchte isst jeder Deutsche pro Jahr. Erbsen stehen dabei an erster Stelle, gefolgt von Bohnen und Linsen. Obwohl man von Hülsenfrüchten spricht, handelt es sich um die reifen getrockneten Samen der Schmetterlingsblütler, die in Hülsenfrüchten gebildet werden. Diese für die Schmetterlignsblütler typische Fruchtform entsteht aus einem Fruchtblatt, das bei der Reife an Bauch- und Rückennaht aufplatzt, so dass die Samen ausgestreut werden. Auch die Erdnusspflanze gehört zu dieser Familie, ihre in die Erde abgesenkten Früchte öffnen sich allerdings nicht, weshalb sie nach botanischen Definitionen als Nüsse bezeichnet werden müssen.

Hülsenfrüchte haben knollige Anschwellungen an den Wurzeln, in denen Knöllchenbakterien symbiontisch leben. Aufgrund der Fähigkeit dieser Bakterien, Luftstickstoff zu binden, gedeihen Hülsenfrüchte auch auf stickstoffarmen Böden gut und eignen sich – untergepflügt – zur **Gründüngung**.

Ftwa 90 % der ca. **70.000 t** Hülsenfrüchte, die jährlich in Deutschland verspeist werden, werden aus wirtschaftlichen und klimatischen Gründen nicht in Deutschland angebaut und müssen daher eingeführt werden.

Hülsenfrüchte werden gekocht für Eintöpfe, Suppen oder Salate verwendet. Man kann aber auch relativ einfach Keimlinge ziehen für Salate oder Gemüse (Anleitung S. 31).

Warum kommt es zu Blähungen nach Hülsenfruchtgenuss? Die in den Hülsenfrüchten enthaltenen Oligosaccharide und auch Eiweißstoffe werden von Darmbakterien abgebaut und genutzt. Dabei entstehen gasförmige Stoffwechselprodukte wie CO_2, CH_4, H_2S und H_2, die zu Blähungen führen.

2. Auswertung

Hülsenfrüchte im Supermarkt (Pflanze, geöffnete Hülse, Samen) im Uhrzeigersinn oben beginnend: Erbse, Linse, Erdnuss, Sojabohne, Gartenbohne.

Hülsenfrüchte werden in der Lebensmittelabteilung als Frischgemüse, Keimlinge, in Dosen, eingefroren und in Fertiggerichten sowie getrocknet und als Knabbergebäck angeboten. Außerdem findet man sie in den Gartenabteilungen als Samen oder Jungpflanzen.

Erbswurst:

Erbswurst wird aus gedämpftem Erbsmehl, Speck, Fett, Gewürzen, Fleischextrakt und Salz hergestellt. Die Masse muss nur kurz aufgekocht werden und ist sehr sättigend.

Steckbrief Hülsenfrüchte

- Zur Ordnung der Hülsenfrüchte oder Leguminosen gehören weltweit rd. 13.000 Arten aus 3 Familien
- Weltwirtschaftlich bedeutendste Familie: Schmetterlingsblüter *(Papilionaceae)*

  Vertreter: Erbsen, Bohnen, Linsen, Kichererbsen, Sojabohnen, Erdnüsse
- Blätter: zusammengesetzt (gefiedert, gefingert)
- Frucht: Hülse, Nuss (Erdnuss)
- Blüte: „Schmetterlingsblüte“ mit Fahne, Flügel und Schiffchen

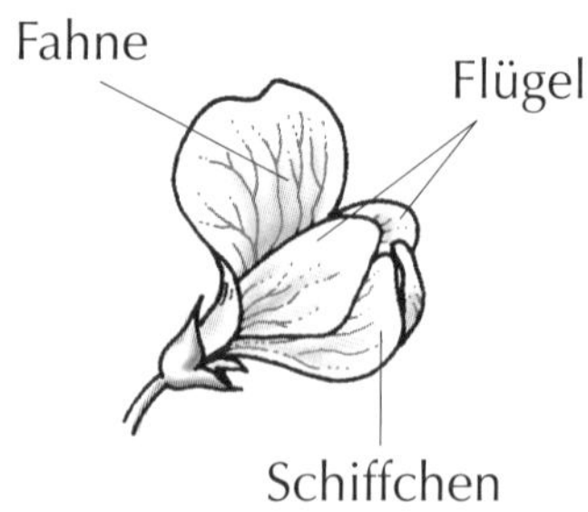

Blüte

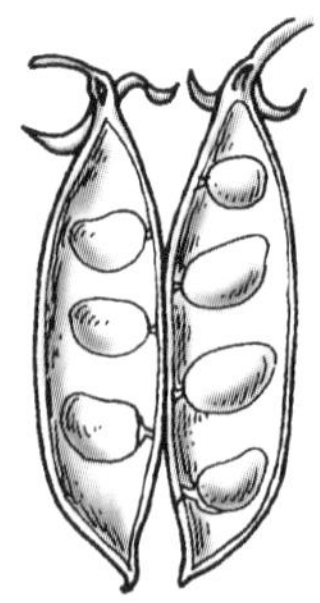

Hülse

Hülsenfrüchte zählen zu den wichtigsten pflanzlichen Eiweißlieferanten, da sie zu 20-40 % aus Proteinen bestehen. Sie sind deshalb vor allem für Vegetarier, aber auch für die arme Bevölkerung der Entwicklungsländer, die sich kein Fleisch leisten kann, ein wichtiger Fleischersatz. Insbesondere zusammen mit den Proteinen der Getreidearten können sie in der Ernährung tierisches Eiweiß fast vollständig ersetzen.

Außerdem enthalten sie Kohlenhydrate sowie Mineralstoffe und Spurenelemente (z. B. Kalzium, Phosphor, Eisen, Kalium), Vitamine (v. a. A, B_1, B_2) und Ballaststoffe (v. a. Zellulose).

Name: **Klasse:** **Datum:** **10**

Hülsenfrüchte werden in verschiedenen Abteilungen des Supermarktes angeboten. Beschrifte die hier abgebildeten Hülsenfrüchte und suche je zwei Produkte daraus.

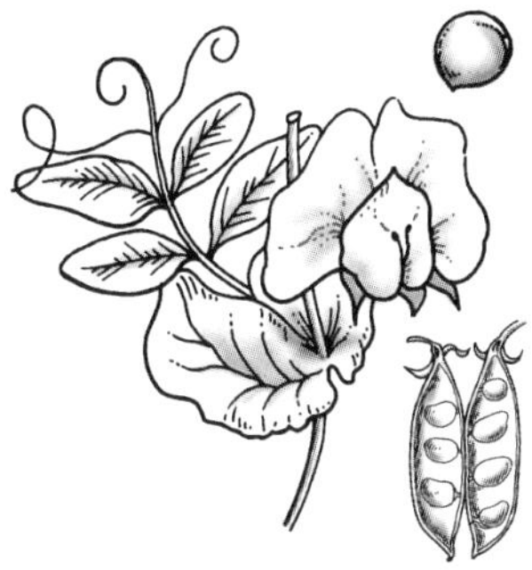

Name ______________________

Produkte

1) ______________________

2) ______________________

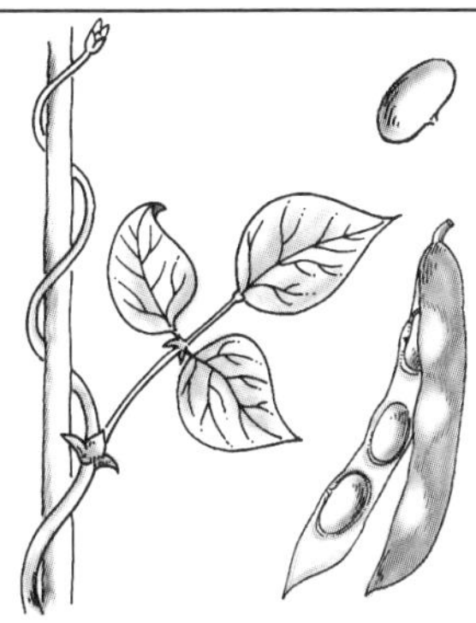

Name ______________________

Produkte

1) ______________________

2) ______________________

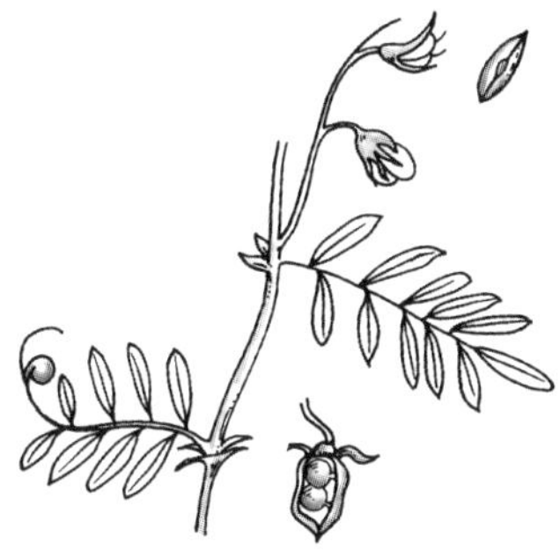

Name ______________________

Produkte

1) ______________________

2) ______________________

Hülsenfrüchte

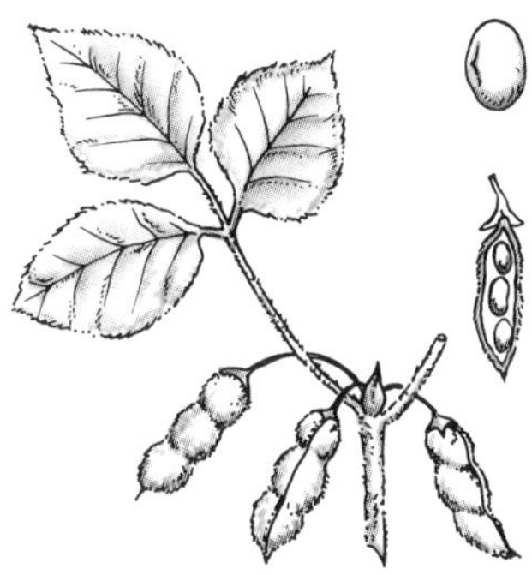

Name ______________________

Produkte

1) ______________________

2) ______________________

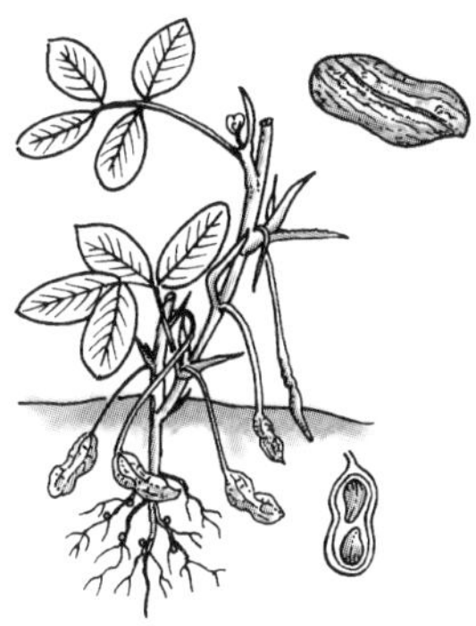

Name ______________________

Produkte

1) ______________________

2) ______________________

Tipp Hülsenfrüchte kannst du keimem lassen und auf der Fensterbank zu Pflanzen heranziehen. Sie haben hübsche Blüten.

11 Keimlinge – die Vitaminspender

1. Fachlicher Hintergrund

Die Samenkeimung, bei Nahrungsvorräten unerwünscht, gehört zu den faszinierenden Vorgängen in der Natur. Die Analyse der Keimungsbedingungen und die Anzucht von Keimlingen ermöglicht Schülerinnen und Schülern erste experimentelle Naturerfahrungen. Der Verzehr von Keimlingen kann ein gesundheitserzieherischer Abschluss der Experimente sein.

Die Keimung beginnt in der Regel damit, dass die Keimwurzel aus der Samenschale hervorwächst. Sie bildet die Hauptwurzel, von der bald viele Nebenwurzeln abgehen. In die andere Richtung entwickelt sich die Sprossachse mit den Keimblättern, die jedoch als Speicherkeimblätter in der Samenschale eingeschlossen bleiben können

Die Sprossachse verlängert sich und über den Keimblättern entfalten sich die ersten Laubblätter.

Als Keimlinge bezeichnet man die Jungpflanzen, die sich nach dem Durchbrechen der Samenschale entwickeln bis zur Entfaltung der ersten Laubblätter. Sie bestehen aus Keimwurzel und -spross bzw. bei Getreidearten aus Keimwurzel und Keimscheide. Häufig werden Keimlinge als „Sprossen" bezeichnet, was aber botanisch nicht korrekt ist.

Unter bestimmten Bedingungen kann man den Samen „zum Leben erwecken", d. h. zum Keimen bringen. Einfluss haben Wasser, Wärme, Sauerstoff und bei manchen Pflanzen auch Licht. Vor der Keimung nimmt der Samen große Mengen Wasser auf, dabei vergrößert sich sein Gewicht auf das Drei- bis Vierfache. Diesen Vorgang nennt man **Quellung.** Die Samenschale platzt auf und die Keimblätter werden sichtbar.

Die Inhaltsstoffe des Samens werden bei Keimung und Wachstum ab-, um- und aufgebaut, wodurch der Nährwert der Keimlinge deutlich steigt: Ihr Gehalt an Vitaminen (C, B1, B2, Niacin und E) und Ballaststoffen nimmt zu. Mit den im Samen enthalten Fetten und Kohlenhydraten deckt der Keimling die Energie für den Keimungsvorgang. Die Fette werden dazu umgebaut, die Kohlenhydrate zu Einfachzuckern wie Glucose und Fructose abgebaut. Vor allem bei Getreidekeimlingen kann man den Anstieg an Einfachzuckern am süßlichen Geschmack feststellen.

Keimlinge

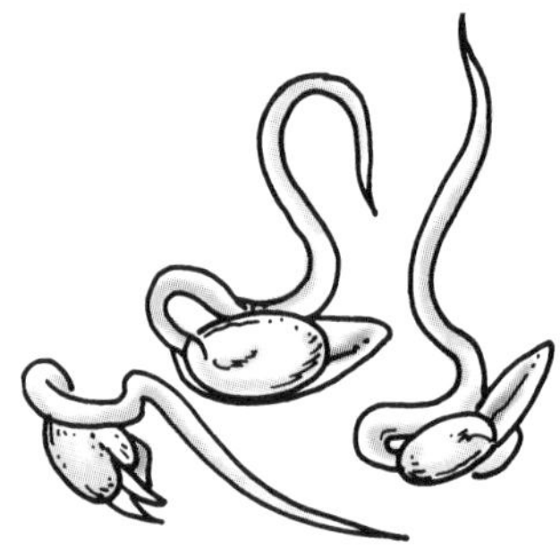

Mungobohne

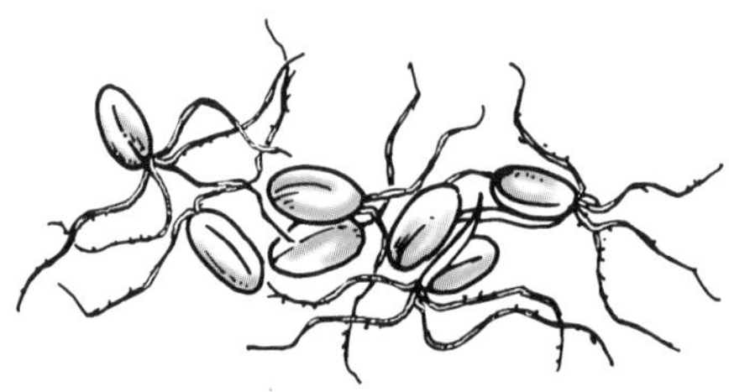

Weizen

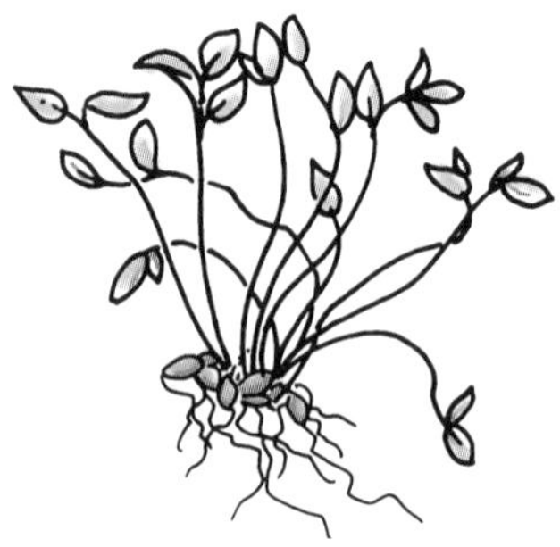

Kresse

2. Auswertung

Für das Ziehen von Keimlingen werden entsprechend gekennzeichnete Samen (Samenmischungen oder einzelne Sorten) angeboten. Gut zum Keimen eignen sich Getreidearten wie Weizen, Roggen, Hafer, Gerste, Hülsenfrüchte wie Mungobohne, Sojabohne, Kichererbsen, Linsen, Erbsen, Luzerne (Alfalfa) aber auch die Samen von Kresse, Senf und Rettich.

Manche Hülsenfruchtsamen enthalten gesundheitsschädigende Stoffe (z. B. das leicht giftige, aber hitzeempfindliche Phasin), die durch Kochen vollständig, durch den Keimvorgang aber nur teilweise abgebaut werden. Keimlinge von Sojabohnen, Erbsen und Kichererbsen sollten daher vor dem Verzehr blanchiert werden. Gartenbohnenkeimlinge sollten überhaupt nicht gegessen werden. Völlig unbedenklich sind dagegen Keimlinge der Mungobohnen, Linsen und Luzerne, aber auch Weizenkeimlinge.

Heute werden Keimlinge auch als Frischware oder als Konserve angeboten. Verwendet werden sie als Rohkost oder Brotbelag, im Salat, Müsli oder zum Verfeinern von Suppen, Soßen u. a.

Name:	Klasse:	Datum:

11

Keimungsversuche mit Mungobohnen, Kresse, Weizen

In der Bioecke des Supermarkts werden Samen oder Samenmischungen zum Keimen angeboten. Die Keimlinge sollen als Brotauflage oder Salatzusatz gegessen werden.

a) Lasse etwa 10 g dieser Samen (Mungobohnen, Kresse, Weizen) keimen. Verwende dazu einen großen Becher oder ein großes Glas. Wasche die Samen und lasse sie im Becher einen Tag in der 2- bis 3fachen Menge Wasser quellen.

b) Vergleiche das Aussehen der gequollenen und nicht gequollenen Samen. Berichte über die Unterschiede. Wiege die gequollenen Samen und vergleiche das Gewicht mit dem der trockenen Samen.

c) Sortiere die nicht gequollenen Samen aus und spüle die verbliebenen Samen gründlich. Dadurch werden die Keimlinge mit frischem Wasser und Sauerstoff versorgt. Verschließe den Becher mit Kunststoffgaze und einem Gummiring. Stelle das Glas schräg mit der Öffnung nach unten hin, damit überschüssiges Wasser ablaufen und Luft einströmen kann. Spüle die Samen bzw. Keimlinge regelmäßig jeden Tag morgens und abends (wenn du die Versuche zu Hause durchführst).

d) Beobachte täglich die Entwicklung der Keimlinge und zeichne sie in die Tabelle. Trage auch das Erscheinen der Wurzel, des Stängels und der Laubblätter in die Tabelle ein.

	Mungobohnen	Kresse	Weizen
Gewicht der trockenen Samen			
Gewicht der gequollenen Samen nach 1 Tag			
Erscheinen ... der Wurzel ... des Stängels ... der Laubblätter	 .... Tag .... Tag .... Tag	 .... Tag .... Tag .... Tag	 .... Tag .... Tag .... Tag
Zeichnung des Keimlings			

Die Weizenkeimlinge kannst du bereits nach dem 2 Tag ernten, die Mungobohnenkeimlinge nach 5, die Kressekeimlinge nach 8 Tagen. Wasche die Keimlinge vor dem Verzehr nochmals unter fließendem Wasser.

Tipp Beim Anziehen von Keimlingen muss man sehr sauber arbeiten, da leicht Bakterien, Hefe- und Schimmelpilze wachsen können. Daher saubere Gefäße verwenden und die Keimlinge regelmäßig spülen!

1. Fachlicher Hintergrund

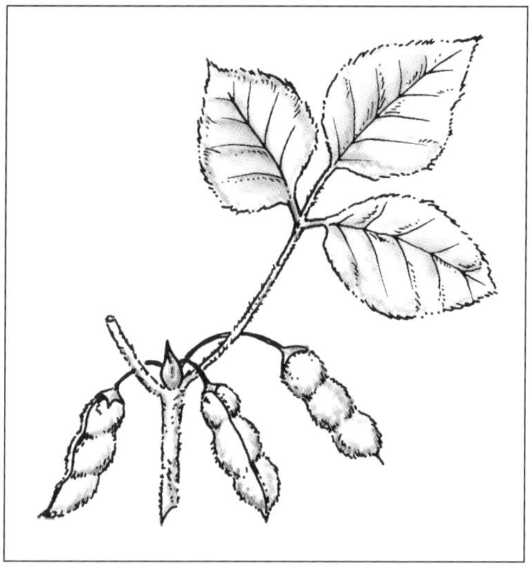

Die Sojabohne wird aufgrund des hohen Proteinanteils als idealer „Fleischersatz" betrachtet. Sojaprodukte haben deshalb besondere Bedeutung für Milcheiweißallergiker und Vegetarier, immer häufiger findet man sie aber auch auf dem Teller des „Normalverbrauchers".

Darüber hinaus spielen Sojabohnen für die Tierfutterherstellung eine besonders wichtige Rolle.

Die aus dem subtropischen Ostasien stammende Sojapflanze ist eine der ältesten Kulturpflanzen der Welt. In China wird sie seit Jahrtausenden als wichtiger Fett- und Eiweißlieferant kultiviert. Ende des 19. Jahrhunderts wurde die Sojabohne auch in Europa eingeführt, aber erst in den letzten 30 Jahren wurde sie zu einem bedeutenden Futtermittel. In der Weltproduktion sind Sojabohnen heute die wichtigsten Hülsenfrüchte, Sojaöl steht mengenmäßig an der Spitze der pflanzlichen Ölproduktion für die Ernährung. Hauptexportland sind die Vereinigten Staaten mit 60 Mio. Tonnen; es folgen Brasilien (24 Mio. t), China (13,5 Mio. t) und Argentinien (12,4 Mio. t). Die Weltproduktion betrug 1995/96 etwa 125 Mio. Tonnen.

In nur 100 Tagen entstehen aus der gesäten Bohne reife Sojapflanzen. Die Samen enthalten 40 % Eiweiß, 25 % Kohlenhydrate, 20 % Fett und 5 % Mineralstoffen sowie die Vitamine E und B. Soja-Produkte wie Tofu bezeichnet man man aufgrund der Zusammensetzung und der hohen Dichte an Nährstoffen auch als „Fleisch des Feldes".

Bei Ölgewinnung aus Sojabohnen fällt Sojaschrot an, der als eiweißreiches Kraftfutter geschätzt wird. Für die menschliche Ernährung wird er in Eiweißkonzentrat und Ballaststoffe aufgetrennt. Letztere werden beispielsweise dem Brotteig zugesetzt. Aus dem Eiweißkonzentrat werden Produkte mit fleischähnlicher Konsistenz hergestellt, sog. TVP's (textured vegetable proteins). Die Reinigung des Rohöls zu Speiseöl liefert Bestandteile wie Vitamine E (Antioxidantium) und Lecithin, einem Emulgator für die Lebensmittelindustrie und Pharmazie. Miso, eine würzige Paste für Suppen und Sojasoßen wird fermentativ aus ganzen Bohnen hergestellt. Ein milchähnliches Getränk aus Sojabohnen und Wasser, wird von Milcheiweißallergikern als Ersatz für Kuhmilch verwendet. Das Erhitzen dieses Getränkes und der anschließende Gerinnungsprozess liefern Tofu mit quarkähnlicher Konsistenz. Getrocknete Sojabohnen können auch zu Mehl vermahlen und in Brot oder als Grundlage für Suppen und Soßen verwendet werden.

Sojabestandteie müssen nicht einzeln in Zutatenverzeichnis von Lebensmitteln aufgelistet werden, sondern können sich auch hinter Sammelbegriffen wie „pflanzliches Eiweiß", „pflanzliches Öl", „Emulgator Lecithin" verbergen.

Seit 1996 werden auch gentechnisch veränderte Sojabohnen angebaut. Sie enthalten ein zusätzliches Enzym, das ihnen eine Toleranz gegenüber einem bestimmten Herbizid verleiht. Dadurch soll laut Hersteller der Einsatz von Unkrautbekämpfungsmitteln um etwa 30 % verringert werden können. Diese Sojabohnen dürfen zur Weiterverarbeitung in die EU eingeführt werden.

2. Auswertung

Sojaöl: 1) Speiseöl; 2) Margarine. **Ganze Sojabohnen**: 1) gekochtes Gemüse; 2) Knabbergebäck (geröstet, gesalzen). **Fermentierte Sojabohnen**: 1) Miso; 2) Sojasoße. **Sojagetränk**: 1) Ersatz für Kuhmilch; 2) Tofu (kann aus Sojagetränk durch Erhitzen und einen Gerinnungsprozess hergestellt werden). **Sojamehl**: 1) Brot; 2) Grundlage für Suppen, Soßen. **Sojakeimlinge**: 1) für Salat; 2) in Frühlingsrollen.

Die Lebensmittel-Kennzeichnungsverordnung schreibt folgende Angaben vor: Verkehrsbezeichnung, d. h. Beschreibung des Lebensmittels, ein Verzeichnis der Zutaten, E-Nummern, Mindesthaltbarkeitsdatum, Name des Herstellers oder Abfüllers, Mengenangabe

Name: **Klasse:** **Datum:** **12**

1. Sojabohnen oder Bestandteile; daraus werden für eine Vielzahl von Produkten und Gerichten verwendet. Ordne zu.

Sojaöl
1) ______________
2) ______________

Ganze Sojabohnen
1) ______________
2) ______________

pressen

trocknen

Sojakeimlinge
1) ______________
2) ______________

keimen

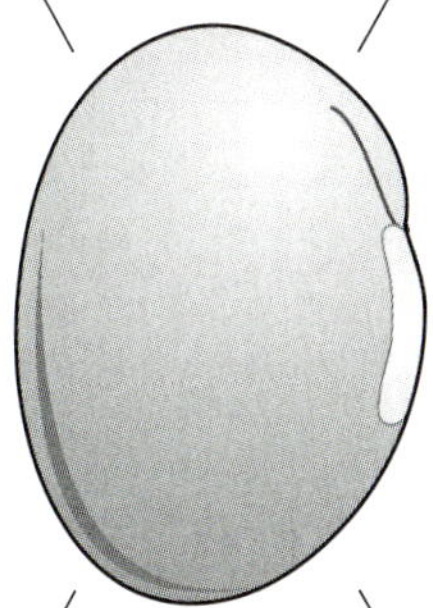

fermentieren

fermentierte Sojabohnen
1) ______________
2) ______________

mahlen

mahlen und einweichen

Sojamehl
1) ______________
2) ______________

Sojagetränk
1) ______________
2) ______________

2. Analysiere das Etikett einer Sojasauce und schreibe auf:

____

____

____

____

____

Gentechnisch veränderte Pflanzen in Nahrungsmitteln: Ja oder Nein?

Seit 1996 werden gentechnisch veränderte Sojabohnen in die EU importiert, was eine heftige Diskussion zwischen Gentechnik-Befürwortern und -Gegnern ausgelöst hat.

Wie stehst du dazu? Diskutiert in der Klasse.

1. Fachlicher Hintergrund

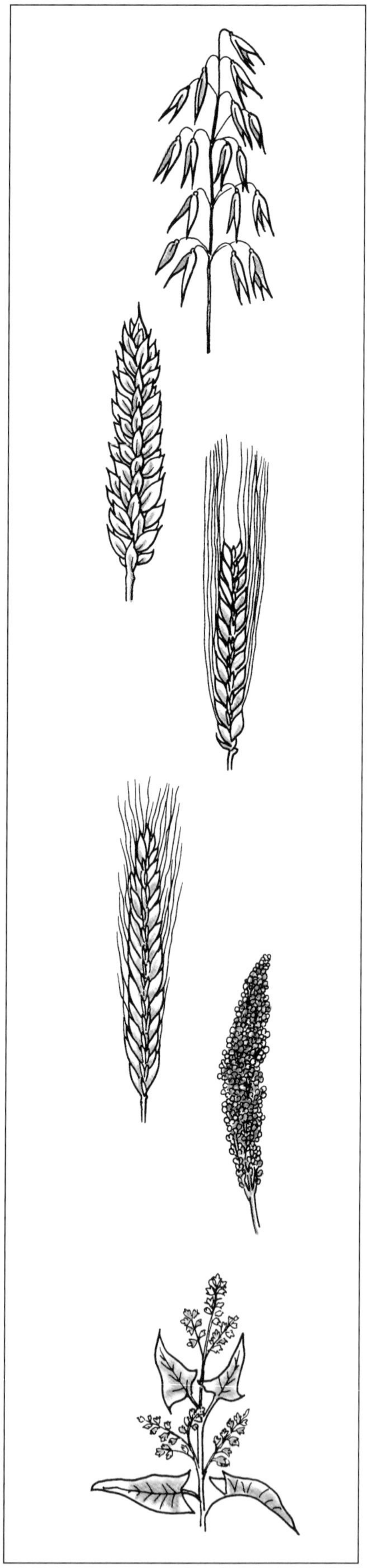

Wie würde die Welt aussehen, wenn Gräser, zu denen unser Getreide gehört, nie entstanden wären? Die kulturelle Entwicklung des Menschen vom Nomaden zum Bauern und seine Ernährung sind eng verbunden mit dieser Familie der Blütenpflanzen, die ein Fünftel der gesamten Vegetation der Erde ausmacht. Ohne Grasland gäbe es keine Bodendecke, keine grasenden Tiere, keinen Dünenschutz und Erosionen gefährdeten Wälder.

Die Bedeutung des Getreides für unsere Gesundheit, ein ebenso aus ökologischer wie politischer Sicht zu fordernder höherer Getreidekonsum und die „Zeitbombe Massentierhaltung" sind weitere Aspekte unterrichtlicher Behandlung.

Die ersten vom Menschen genutzten Getreide waren vor gut 10 000 Jahren Wildgräser.

Für die menschliche Ernährung bedeutsam sind vor allem Mais (600 Mio. t / Weltjahresernte 1998), Weizen (590 Mio. t), Reis (570 Mio. t), Gerste (141 Mio. t), Hirse (90 Mio. t), Hafer (28 Mio. t) und Roggen (21 Mio. t); Buchweizen, ein Knöterichgewächs, und Reismelde (Quinoa), ein Gänsefußgewächs, sind rechtlich dem Getreide zugeordnet.

Getreidekörner sind einsamige Schließfrüchte mit einer aus Frucht- und Samenschale verwachsenen Schale, einem aus Aleuronschicht und Mehlkörper bestehendem Nährgewebe und einem Keimling.

Getreidekörner enthalten fast alles, was der menschliche Körper zur Ernährung braucht: Stärke und andere Kohlenhydrate, Eiweiße, besonders die der Aleuronschicht und des Keimlings, wenig Fette, Vitamine der B-Gruppe, fast alle erforderlichen Mineralstoffe und Faserstoffe („Ballaststoffe").

Wegen der unterschiedlichen Verteilung der Inhaltsstoffe, ist ein höherer Verbrauch an Vollkornprodukten zu empfehlen. Wichtig für den Backprozess ist das besonders im Mehlkörper des Weizenkorns vorliegende Klebereiweiß.

Getreidekörner werden je nach Vermahlungsgrad zu Schrot, Flocken, Mehl, Graupen, Grütze, Grieß, Kleie oder Puddingpulver verarbeitet; zur Produktpalette gehören ferner Keimöle, Popcorn, Stärke und Stärkesirup.

Eine Erhöhung des Verbrauchs wertvoller Vollkornprodukte ist nicht nur aus ernährungsphysiologischer Sicht geboten. Derzeit importieren Industrieländer Getreide aus Entwicklungsländern und das gesamt Getreideaufkommen wird zu etwa 50 % an Nutztiere verfüttert. Zur Lösung des Welternährungsproblems würde deshalb eine Ernährungsumstellung mehr beitragen als ertragssteigernde Pflanzenzüchtung.

2. Auswertung

Die Diskussion zur Bedeutung der Gräser allgemein führt zum Getreide und seiner Produktpalette. Makroskopische und mikroskopische Untersuchungen eines Getreidekorns, ergänzt durch Informationen und Interaktionen, sollen im Sinne einer zeitgemäßen Gesundheitsförderung durch aktive Auseinandersetzung zu einem veränderten Verbraucherverhalten führen.

Kleine, schmackhafte Gerichte aus Getreidekörnern können zu einem ganzheitlichen, bildungswirksamen Erleben führen.

Name:	Klasse:	Datum:

13

1. Erkunde im Supermarkt, welche Getreidekörner und Produkte dieser Körner angeboten werden. Erweitere die Tabelle und fülle sie mit den ermittelten Ergebnissen aus.

Getreidekörner	Getreideprodukte				
Weizen	Graupen				
Mais	Maisgries				

2. Stelle in der Schule mit einfachen Mitteln aus Getreidekörnern einige Getreideprodukte selbst her:
• Flocken mit Hilfe von Steinen • Mehl mit Hilfe von Steinen oder mit Mörser und Pistill • Kleie mit Hilfe von Steinen und eines Siebes • versuche, Schrot, Graupen oder weißes Mehl herzustellen.

3. Im Supermarkt wird Getreide auch in Mischungen als „Sechskorn" oder „Fünfkorn" angeboten.
   a) Sortiere in der Schule ein Häufchen einer solchen Mischung nach einzelnen Getreidesorten.
   b) Klebe einzelne Körner der verschiedenen Sorten mit durchsichtigem Klebeband in die Kästen und bestimme mit Hilfe der Literatur ihre Namen.
   c) Schreibe Steckbriefe zu einzelnen Getreidesorten.
   d) Versuche, Getreidekörner nur mit deinem Tastsinn zu bestimmen.

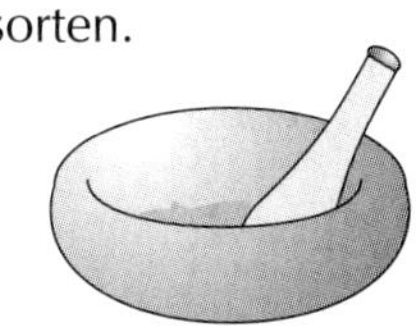

Name ____________ ____________ ____________ ____________ ____________ ____________

4. Schneide ein gequollenes Getreidekorn vorsichtig mit einer Rasierklinge längs durch und betrachte mit einer Lupe das Innere des Korns.
   a) Zeichne deine Beobachtungen möglichst genau mit Bleistift in das rechte Kästchen.
   b) Beschrifte deine Zeichnung unter Zuhilfenahme der Literatur oder des Filmes „Vollkorn" (FWU 42 40282) und informiere dich, welche Bedeutung einzelne Teile des Getreidekorns für die Pflanze und deine Gesundheit haben.

____

____

____

5. a) Erstelle ein Begriffsnetz (siehe Aufgabe 1) aus den folgenden Begriffen:
   Getreide, Fleischkonsum, Hunger, Industrieländer, „Entwicklungsländer", Nutztiere
   c) Diskutiere dein Ergebnis mit deinen Mitschülern.
   d) Überlege, ob es dir möglich wäre, im Sinne der gewonnenen Erkenntnisse dein Ernährungsverhalten zu verändern.

Weitere Anregungen:

• Beobachte die Entwicklung von Getreidepflanzen im Klassenraum / Schulgarten • Stelle aus verschiedenen Getreidekörnern Gerichte her, z. B. Hirsebrei, Popcorn, Reiskuchen

1. Fachlicher Hintergrund

Teigwaren – zusammenfassend auch als „Nudeln“ bezeichnet – sind ein wichtiges Grundnahrungsmittel des Menschen, das schon seit über 4000 Jahren aus Getreide hergestellt wird.

Während die Bundesbürger im Jahr durchschnittlich 4,6 kg Teigwaren verzehren (Trockenprodukt), liegt der pro Kopf-Verbrauch in Italien, dem klassischen Nudelland, bei 25 kg pro Jahr. Doch auch bei uns sind Teigwaren beliebt, insbesondere Kinder lieben Spaghetti, während Erwachsene eher kurze, gedrehte, gerillte oder gelochte Nudelsorten bevorzugen.

Die Herstellung von Teigwaren ist im Prinzip sehr einfach. Weizen und Wasser, evtl. auch noch Eier und Salz, werden mit der Hand oder mit einer Küchenmaschine zu einem Teig verarbeitet, der fest und zäh sein soll. Für die meisten Nudelarten soll er so fest sein, dass er sich leicht vom Untergrund lösen lässt. Dieser Teig wird dann mit dem Wellholz oder mit der Nudelmaschine ausgerollt und in entsprechende Formen geschnitten. Anschließend gibt man die Nudeln in kochendes Salzwasser, in dem sie zunächst untergehen. Wenn sie wieder aufsteigen, sind sie gar.

Um sie haltbar zu machen, werden die Nudeln in der Fabrik getrocknet und verpackt.

2. Auswertung

Aufgrund unterschiedlicher Inhaltsstoffe unterscheidet man:

Eiernudeln
Eier verfeinern den Geschmack und verbessern durch Lezithingehalt die Teigeigenschaften. Es werden frische Eier, vorwiegend aber Eipulver und Gefrierei verwendet

Hartweizengries-Teigwaren
Hartweizen (Triticum durum) enthält einen höheren Kleberanteil. Weniger stark ausgemahlen ("Gries") wird Kleber besser ausgenutzt. Damit ist Teigwarenherstellung ohne Ei möglich.

Vollkorn-Nudeln, Spinatnudeln, Ersatzgetreidezusätze
Vollkornnudeln sind i.d.R. dunkler. Weitere Zutaten: Spinat, Paprika. Andere Getreidearten (Roggen, Dinkel) oder Pseudocerealien (Quinoa, Amaranth, Buchweizen, die nicht zu den Gräsern gehören).

Gefüllte Teigwaren
Nudelteig mit einer Spinat-Brät-Hackfleischmischung (Maultaschen, Ravioli, Tortellini, Tortelloni).

Spezialitäten
Schwäbische *Spätzle* werden aus etwas weicherem Teig hergestellt, der auf einem Nudelbrett flach ausgestrichen und dann mit einem Messer in das heiße Wasser geschabt wird. Der Teig für *Schupfnudeln* oder *Gnocchi* wird aus Mehl und Kartoffeln gemischt. *Asiatische Glasnudeln* werden aus Stärke von Hülsenfrüchtlern (Sojabohnen, Mungobohnen) hergestellt. *Reisnudeln* und *Nudeln aus Mais* enthalten kein Gluten und sind deshalb zur Ernährung bei Zöliakie geeignet.

Die **Vielfalt der Nudelformen** (Spaghetti, Makaroni, Bandnudeln, Suppennudeln, Tortellini, Penne ...) lässt sich leicht in ein bestimmtes Klassifikationssystem einordnen. Man kann auch einen Bestimmungsschlüssel für Nudeln entwickeln (vgl. Abb. auf dem Arbeitsblatt).

Rezept für Bandnudeln

250 g Weizenmehl (Typ 405) mit 3 Eiern mischen. Eventuell etwas Wasser zugeben. Der Teig soll so fest sein, dass er beim Durchkneten nicht an den Fingern hängen bleibt.

Wellholz mit Mehl einstäuben und Teig möglichst dünn auswellen (alternativ kann eine Nudelmaschine verwendet werden).

Aus dem dünn ausgewellten Teig, der auf beiden Seiten etwas mit Mehl bestäubt ist, Rechtecke herausschneiden und die Rechtecke in schmale Streifen schneiden. Einen Topf mit Salzwasser auf dem Herd zum Kochen bringen.

Nudeln (nicht so viel auf einmal) in das kochende Wasser bringen. Sie gehen zunächst unter. Wenn sie wieder an die Oberfläche kommen, können sie mit einem Sieb abgeschöpft werden. Die fertig gekochen Nudeln werden flach ausgebreitet. Sie können sofort oder nach einiger Zeit weiter verarbeitet werden: Hierzu gibt man die Nudeln in eine Pfanne oder in einen Topf mit etwas Fett (z. B. Butter oder Olivenöl).

Name:	Klasse:	Datum:

14

Die Herstellung von Nudeln ist im Prinzip einfach. Aus Mehl, Wasser und Eiern wird ein Teig geknetet. Dieser Teig wird geformt, z.B. durch Auswellen und Schneiden, und in kochendes Wasser gegeben. In wenigen Minuten sind die Nudeln gar. Sie können dann durch Abgießen des Wassers direkt verwendet werden. In der Nudelfabrik werden sie vor dem Kochen getrocknet und verpackt. Diese Packungen findest du im Supermarkt.

- Verschaffe dir einen Überblick über die Vielfalt des Nudelangebotes. Versuche die Nudeln in Gruppen einzuteilen wie:
  gefüllt: (Tortellini, Tortelloni, Ravioli ...)
  flach: (Bandnudeln, Lasagne-Nudeln ...)
  dünn und rund: (Suppennudeln, Spaghetti, Makaroni ...)
- Für das Aussehen der Nudeln sind auch ihre Inhaltsstoffe entscheidend.
  Suche nach Nudelsorten
  - aus Vollkornmehl
  - ohne Eier
  - mit Spinatzusatz (grüne Nudeln)
  - findest du weitere Beispiele? Schreibe sie auf.
- Gestalte ein Poster (z. B. auf der Rückseite einer Tapetenbahn) „System der Nudeln" nach folgendem Muster. (Die verschiedenen Nudeltypen kannst du im Original einkleben.)

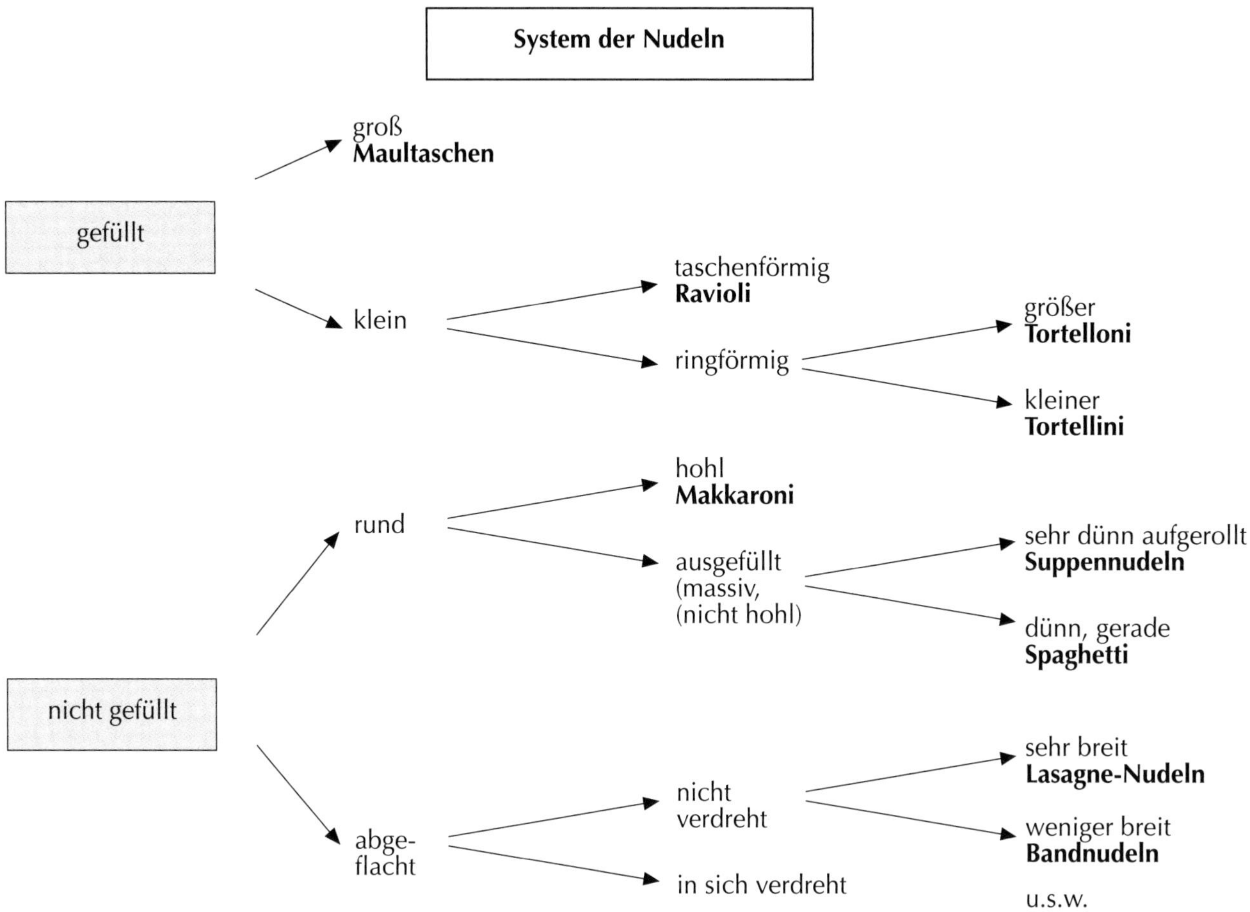

1. Fachlicher Hintergrund

Menge und Art des Kartoffelverbrauchs haben sich im Laufe der letzten Jahrzehnte stark gewandelt: Die Kartoffel(knolle) als Grundnahrungsmittel verliert gegenüber sogenannten Kartoffelveredelungsprodukten an Bedeutung.

Diesem Trend sollte im Sinne einer zeitgemäßen Gesundheitsförderung entgegengewirkt werden, indem persönliche Erfahrungen zu Ess- und Verbrauchergewohnheiten reflektiert und Informationen und Erkenntnisse zur Vermarktung und Biologie der Kartoffel erarbeitet werden.

Die Wildform *Solanum tuberosum* ssp.*andigenum* aus den Anden Südamerikas ist wahrscheinlich die Urform unserer Kulturpflanze *Solanum tuberosum* ssp. *tuberosum*. Es dauerte über 200 Jahre nach ihrer Einführung in Europa bis die Kartoffel gegen Ende des 18.Jahrhunderts zu wirtschaftlicher Bedeutung gelangte.

Die Kartoffel gehört wie die Tomate zur Familie der Nachtschattengewächse. Weiße oder violette Blüten bringen kleine, grüne, stark giftige, solaninhaltige Beerenfrüchte hervor. Das Alkaloid Solanin befindet sich auch in unreifen Kartoffeln und den am Licht ergrünten, chlorophyllhaltigen Kartoffelteilen in toxischen Konzentrationen bis 50 mg/100g. Die Kartoffelknolle ist eine Sprossknolle, also keine Frucht, die am Ende unterirdischer Seitensprosse gebildet wird. Die Ansatzstelle ist als „Nabel" gut erkennbar. Halbmondförmige Blattnarben der Niederblätter bilden mit den Achselknospen die „Augen", die nach einer Ruheperiode zu neuen Trieben auskeimen. Die Knollen ermöglichen mit ihren Reservestoffen die vegetative Vermehrung.

Kartoffeln enthalten ~78 % Wasser, ~18 % Kohlenhydrate, ~2 % für den Menschen biologisch wertvolles Eiweiß, 0,1 % Fett, ~2,5 % Faserstoffe, Mineralstoffe und ~22 mg Vitamin C pro 100g. Die Kartoffel bildet pro Anbau-Flächeneinheit fast soviel Eiweiß und doppelt soviel Kohlenhydrate wie Getreide.

Die z. Zt. über 160 handelsüblichen Sorten werden als Handelsklassen „Extra" und „Klasse I" vermarktet. Qualitätsbestimmend sind Geschmack, Kocheigenschaften, Größe, Augentiefe und Eignung zur Lagerung. 40 % der Speisekartoffeln – das sind 30 kg des heutigen Pro-Kopf-Verbrauchs von 72 kg – werden zu Kartoffelveredelungsprodukten verarbeitet (Im Jahre 1936 betrug der Pro-Kopf-Verbrauch 176 kg.). Hierzu zählen Knabbergebäck (z. B. Chips, Stiks), Pommes frites, Reibekuchen sowie vorgefertigte Produkte (Convenience) als Trockenprodukte (Kartoffelkloßmehl, Pürree in Flocken- und Pulverform) und Tiefkühlware (Pommes frites, Puffer, Rösti, Kroketten). Durch diverse Zutaten sollen die Haltbarkeit, Konsistenz , Verarbeitung und das Aussehen verbessert werden.

Ein Vergleich der Brennwerte von Kartoffeln und Kartoffel„veredelungs"produkten zeigt, dass die Kartoffel zu unrecht als „Dickmacher" bezeichnet wird: Kartoffel: 297 kJ, Pommes: 1130 kJ, Chips: über 2093 kJ je 100g Masse.

Nur ein Drittel unserer Kartoffelproduktion wird als Speisekartoffel genutzt. Der Hauptanteil findet Verwendung in der Schweinemästerei und Produktion von Sprit, Stärke, Dickungsmittel, Puddingpulver, Klebstoff, Appreturmittel und Papier.

2. Auswertung

Der didaktischen Intention entsprechend sollten Fachinhalte erst nach der aktiven Auseinandersetzung mit persönlichen Einstellungen und Erfahrungen erarbeitet werden. Vor der Gruppenarbeit werden die Kartoffel*produkte* anhand der Zutatenlisten als eigentliche „Dickmacher" erkannt. Die Gruppenarbeit sollte zu folgenden Erkenntnissen führen: Kartoffel(knolle)n sind Sprossknollen und keine Früchte, sie entsprechen grob dem Bauplanschema der Sprosspflanzen, sie speichern durch Fotosynthese erzeugte Reservestoffe für die nachfolgende Generation und sie können der vegetativen Vermehrung dienen. Nach der Gruppenarbeit und der von den Schülern gestalteten Präsentationsphase erfolgt die gemeinsame, die Ergebnisse zusammenfassende Auswertung. Weitere Vertiefungs- und Differenzierungsangebote bieten sich an:

- Gewinnung von Stärke und Herstellung von Kleister
- mikroskopische Untersuchung der korkhaltigen Schale und Ableitung ihrer Funktion
- Vergleich von selbsthergestellten Kartoffelgerichten mit Fertiggerichten
- Erkundung kartoffelähnlicher Knollen im Supermarkt und auf dem Wochenmarkt

Name:	Klasse:	Datum:

15

Kartoffelsuppe

Pro Person zwei mittelgroße Kartoffeln, eine halbe mittelgroße Zwiebel, ein etwa gleichgroßes Stück Sellerie und ein etwa fingerlanges Stück Lauch (Porree) in kleine Würfel schneiden.

Die Zwiebeln mit etwas Butter in einem Topf dünsten, bis sie glasig aussehen; die Kartoffeln, den Sellerie und den Lauch dazugeben und kurz mitdünsten.

Pro Person einen Becher Gemüsebrühe dazugeben und die Suppe zugedeckt garziehen lasssen.

Mit Majoran, Pfeffer, Salz und Zitrone abschmecken.

Serviert die Suppe mit feingeschnittenem Schnittlauch und Röstbrotwürfeln und lasst sie euch schmecken.

1. Welche Kartoffelangebote habt ihr im Supermarkt entdeckt?

Name	Sorte 1	Sorte 2
Preis/ kg		
Herkunft		
Kocheigenschaften		
Handelklasse		

2. Isst du Kartoffeln und Kartoffelprodukte?

➔ Notiere, zu welcher Mahlzeit und bei welcher Gelegenheit du in den letzten Tagen Kartoffeln und kartoffelhaltige Produkte gegessen hast

➔ Wie waren die Kartoffeln zubereitet? Was gab es dazu?

➔ Welche Kartoffelgerichte und kartoffelhaltigen Produkte isst du am liebsten?

3. Angebote für Gruppenarbeit

Angebot A: Woher kommt die Kartoffel und wie wurde sie verbreitet? – Seht euch den Film „Die Geschichte von der wundersamen Kartoffel" an – Gestaltet ein großes Plakat zum Thema: „Die Geschichte der Kartoffel"	**Angebot B:** Welche Bedeutung haben die „Augen" und der „Nabel" einer Kartoffel? – Zeichnet eine Kartoffel etwa handgroß mit den wesentlichen Strukturen – Informiert euch anhand der Literatur über den Aufbau einer Sprosspflanze, begründet dann, warum die Kartoffel eine Sprossknolle ist und beantwortet die Ausgangsfrage.
Angebot C: Ist die Kartoffel eine Frucht? – Diskutiert die Frage und formuliert eine begründete Vermutung – Zeichnet jeweils das Innere einer längs durchgeschnittenen Kartoffel und Tomate, beschriftet eure Zeichnungen und beantwortet die Ausgangsfrage, indem ihr Schlussfolgerungen aus den vergleichenden Beobachtungen zieht.	**Angebot D:** Könnt ihr euch vorstellen, wodurch eine Kartoffel so dick wird? – Tragt eure Vorstellungen zusammen und formuliert eine vorläufige Antwort – Schabt mit dem Messer von der frischen Schnittfläche einer Kartoffel etwas Material auf einen mit einem Wassertropfen vorbereiteten Objektträger, deckt mit einem Deckglas ab und mikroskopiert das Frischpräparat zuerst mit schwacher und dann mit stärkerer Vergrößerung – Zeichnet eure Beobachtungen.

1. Fachlicher Hintergrund

Pizzas sind bei den meisten Schülern und Schülerinnen eine sehr beliebte Speise. Das Angebot an TK-Pizzas ist groß. Es gibt sie in vielen Geschmacksrichtungen in jedem Supermarkt. Sie sind leicht zuzubereiten und praktisch immer zur Hand. Sie eignen sich deshalb besonders gut zu einer kritischen Auseinandersetzung mit Nahrungsmittelqualität und Essgewohnheiten.

Für 16jährige Mädchen (Größe 155-159 cm, Gewicht 48-57 kg) wird folgende Nahrungsmittelzusammensetzung empfohlen:

Täglicher Nährwert: 9500-10000 kJ; davon etwa 30 % zum Mittagessen, etwa 25 % zum Abendessen.

Zusammensetzung:

	Eiweiß	Fett	Kohlenhydrate
mittags	17-18 g	23-25 g	99-107 g
abends	14-15 g	20-21 g	83-89 g

Im Vergleich hierzu der Nährstoffgehalt einer Pizza

Gesamtnährstoffgehalt: 2067 kJ; Eiweiß 24 g; Fett 6,2 g, Kohlenhydrate 61,5 g.

2. Auswertung

Die Auswertung erfolgt in den jeweiligen Gruppen selbst. Es bietet sich an, in der drauf folgenden Stunde die Gruppenergebnisse in der Klasse kurz vorzustellen und zu diskutieren. Dabei kann man besonders auf folgende Punkte eingehen:

1. Verpackung
2. Bedeutung der Informationen auf der Packung (welche sind wichtig, welche sind unwichtig?)
3. Eignet sich eine Pizza als vollwertiges Mittag- oder Abendessen?
4. Welche Beilagen, welche Vorspeisen oder Nachtische wären als Abrundung oder Ergänzung der Nahrung sinnvoll?
5. Welche Zusatzstoffe enthält die TK-Pizza und welche Bedeutung haben diese Stoffe (für die Haltbarkeit, für die Bekömmlichkeit usw.).

Für die Durchführung sollte die Schulküche rechtzeitig reserviert werden, denn es ist sinnvoll, die gekauften Pizzen nachher gemeinsam zuzubereiten und zu verkosten.

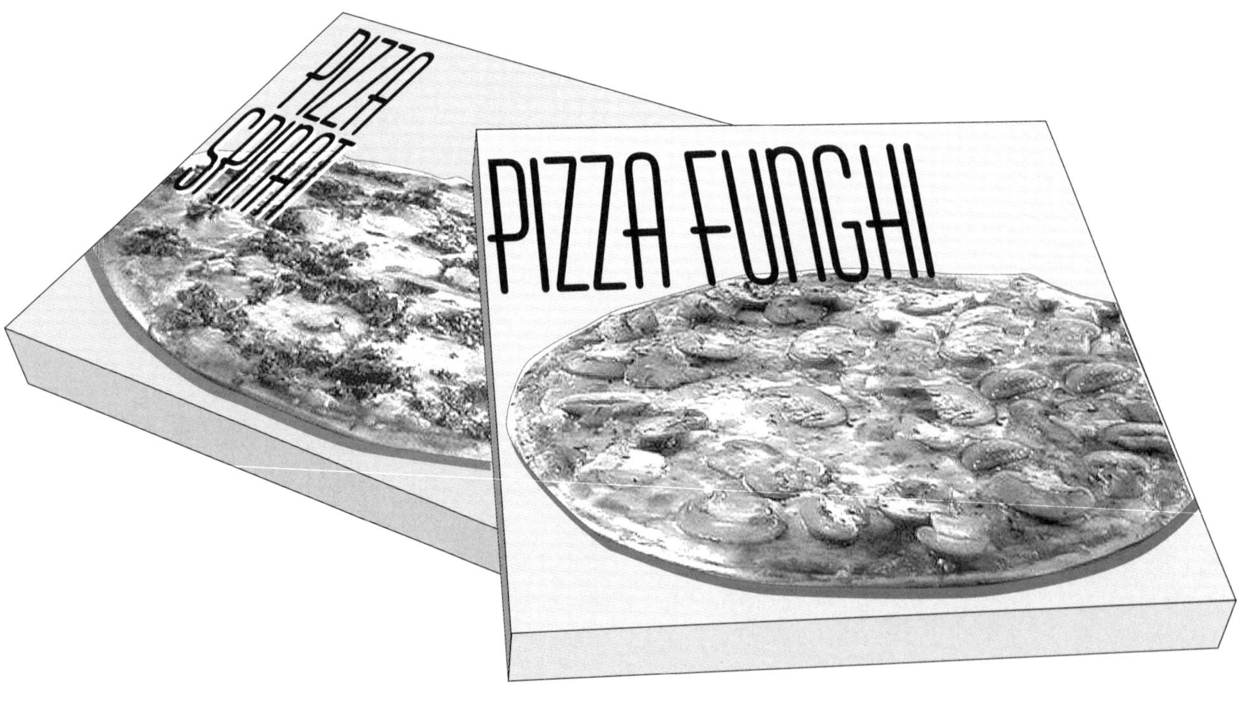

Name:	Klasse:	Datum:

16

Hält die Pizza, was die Packung verspricht?

Wer von euch hat nicht schon einmal eine leckere Pizza probiert? Egal, ob man sich gemütlich mit Freunden beim Italiener um die Ecke trifft oder ob man sich vielleicht aus Zeit- oder finanziellen Gründen lieber eine Tiefkühlpizza warm macht – fast jedem schmeckt dieses italienische Gericht. Doch die Auswahl im Supermarkt ist groß. Vielleicht gibt folgende Untersuchung dir Hilfen, die richtige Wahl zu treffen.

Ihr braucht pro Arbeitsgruppe:
1 Küchenwaage
1 TK-Pizza
1 Pizzateller
1 Messer
eventuell Mineralwasser „zum Nachspülen"

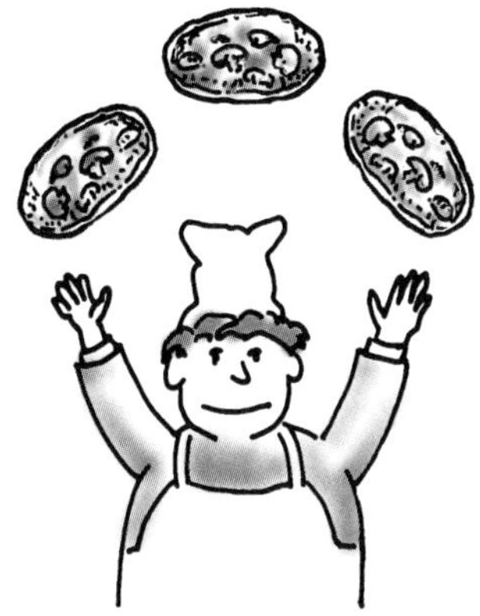

Es geht los

Am besten sind Vierergruppen. Jede Gruppe wählt im Supermarkt ihre Lieblingspizza aus und bringt sie zur nächsten Unterrichtsstunde in die Schulküche mit. Die Pizza muss beim Transport gekühlt bleiben (Kühltasche).

Bewertung
Bevor ihr mit der Zubereitung beginnt, notiert folgende Merkmale:

1. Handelsname/ Hersteller	
2. Preis (a: gesamte Pizza; b: pro 100 g)	
3. Art der Verpackung	

Nun schiebt die Pizza in den Ofen. Beachtet hierzu die Herstellungshinweise auf der Packung. Beantwortet dann folgende Fragen:

1. a) Sind auf der Packung die Zutaten angegeben? ______________
   b) Stimmt die Inhaltsmenge mit der Packungsangabe überein? ________
   c) Sind Hinweise auf Art und Dauer möglicher Aufbewahrung vorhanden? ______
   d) Ist eine Zubereitungsempfehlung vorhanden? _________________

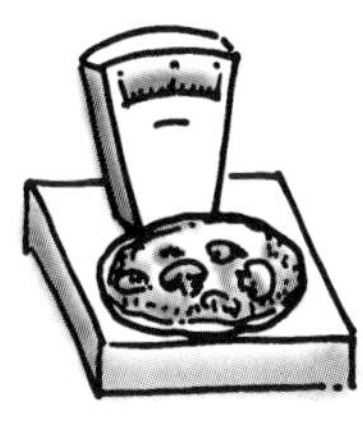

2. Nährstoffgehalte je 100 g: Eiweißgehalt _____ g, Kohlenhydratgehalt _____ g, Fettgehalt _____ g
3. Sind Geschmacksverstärker enthalten?

Jetzt müßte die Pizza servierfertig sein!

4. a) Sieht die fertige Pizza so aus wie auf der Packung abgebildet? Wenn nicht, was ist anders?
   b) Wie ist der Geruch?
   c) Teile die Pizza in vier Teile und probiert sie. Ist der Teig knusprig, hart oder pappig? Wie schmeckt die Pizza? Herzhaft, saftig, fade, einseitig gewürzt usw.?
5. Zu welchem abschließenden Qualitätsurteil kommt die Gruppe (Note mit einer Dezimale). [ ]

1. Fachlicher Hintergrund

Die Behandlung von Milch hat immer sowohl positive als auch negative Auswirkungen. Ziel der Wärmebehandlung ist es, pathogene Mikroorganismen abzutöten und durch abtöten der Milchsäurebakterien eine längere Haltbarkeit der Milch zu erreichen. Dadurch können jedoch auch Nebeneffekte wie z. B. der typisch angebrannte Geschmack der H-Milch auftreten. Viele Milchsorten unterscheiden sich in ihrem Fettgehalt.

Die Zusammensetzung unterschiedlicher Milchsorten lässt sich gut vergleichen und mit unterschiedlichen Herstellungsverfahren in Beziehung bringen. Dabei kann auch berücksichtigt werden, dass Personen, die unter einer Milchunverträglichkeit leiden, genau wissen müssen, in welchen Nahrungsmitteln Milch enthalten ist.

Nachfolgende Tabelle gibt einen Einblick in die verschiedenen Produkte und deren Merkmale:

Produkt	Behandlung	Fettgehalt	Haltbarkeit	Sonstige Merkmale	
Rohmilch	unbehandelte Milch	mind. 3,7 %	ca. zwei Tage	unveränderter Nährstoffgehalt, abkochen wird empfohlen, da gefährliche Keime (z.B. Listerien) nicht ganz auszuschließen sind	
Alle nachfolgenden Produkte durchlaufen den Arbeitsschritt der Reinigung und Entrahmung, der Einstellung des Fettgehaltes, der Homogenisierung und der Kühlung bei der Trinkmilchaufbereitung. Es wird nur auf die besondere Form der Wärmebehandlung eingegangen.					
Vollmilch	Pasteurisierung	mind. 3,5%	Ca. sechs Tage	vollmundig leicht veränderter Vitamingehalt, trinkfertig	
Teilentrahmte Milch		mind. 1,5 bis 1,8 %		weniger vollmundig	
H-Vollmilch	UHT-Verfahren (**U**ltra**h**och**t**emperatur-Verfahren)	mind. 3,5 %	6 – 8 Wochen oder länger	vollmundig	Vitaminverlust höher als bei der pasteurisierten Milch, keimfrei, leicht, „angebrannter" Geschmack, braucht in ungeöffneter Verpackung nicht gekühlt werden
Teilentrahmte H-Milch		mind. 1,5 bis 1,8 %		weniger vollmundig	
Magermilch		höchstens 0,3 %		wässeriger Geschmack	
Kaffeesahne	Sterilisierung oder UHT-Verfahren	mind. 15%	6 Monate oder länger	cremiger Geschmack, keine Kühlung für unangebrochene Packungen	
Kondensmilch	Die auf einen bestimmten Fettgehalt eingestellte und hitzevorbehandelte Milch wird nach Zugabe von Stabilisierungssalzen durch Verdampfen eingedickt	mind. 7,5 %	6 Monate oder länger	eingedickte Milch mit oder ohne Zuckerzusatz	
Sahne (Vollrahm)	Pasteurisierung oder UHT-Verfahren	mind. 35 %	6 Monate oder länger	gelbliche Färbung, kann geschlagen werden, kochfest, kann tiefgekühlt werden	
Halbrahm		mind. 25 %	– " –		

Diese verschiedenen Milchsorten lassen sich einmal mit Hilfe von Packungsaufschriften unterscheiden, zum anderen kann man mit Geschmacksproben herausfinden, dass Milch nicht gleich Milch ist.

Als Milch bezeichnet das Lebensmittelgesetz die Milch von Kühen. Alle anderen Milchsorten müssen besonders gekennzeichnet werden, wie z. B. Ziegenmilch. Die Milch aller Säugetiere hat etwa die gleichen Inhaltsstoffe. Die quantitative Zusammensetzung unterscheidet sich jedoch, denn die Jungtiere der verschiedenen Tierarten haben unterschiedliche ernährungspsychologische Bedürfnisse, und die Muttermilch der eigenen Art ist auf diese spezifischen Bedürfnisse abgestimmt.

2. Auswertung

Vielen Schülern ist sicherlich nicht bekannt, dass durch unterschiedliche Verfahrensweisen verschiedene Milchsorten entstehen, die jeweils charakteristische Merkmale aufweisen.

Ziel des Arbeitsmaterials ist es, dass Schüler verschiedene Milchsorten und deren Eigenschaften wie Geschmack und Aussehen kennenlernen und dass sie lernen, auf die Packungsaufschriften zu achten und sie zu verstehen. Als Probenmaterial eignet sich eine Auswahl aus den in der Tabelle aufgeführten Milchsorten.

Sie lernen damit den richtigen Umgang mit den verschiedenen Produkten.

Als Weiterarbeit bietet sich an, die Inhaltsstoffe der Milch chemisch nachzuweisen („Was ist in der Milch?")

Des weiteren ist zu überlegen, ob die Untersuchung auch mit Milch anderer Tierarten (z. B. Ziegenmilch) durchgeführt werden sollte. Ziegenmilch kennen vielleicht einige Schüler in Form von Ziegenkäse. Wie schmeckt jedoch die Milch der Ziege? Die Schüler können herausarbeiten, welche Tiere Milch geben und erfahren, dass Milch von anderen Tieren als der Kuh gekennzeichnet werden muss (Verbindung zum Thema „Säugetiere").

Der Versuch ermöglicht es der Lehrkraft, auf das Thema „Milchersatzstoffe" hinzulenken, da auf jeden Fall vor Beginn des Versuches in der Klasse gefragt werden muß, ob alle Schüler Milch vertragen oder eventuell eine Milchunverträglichkeit vorliegt.

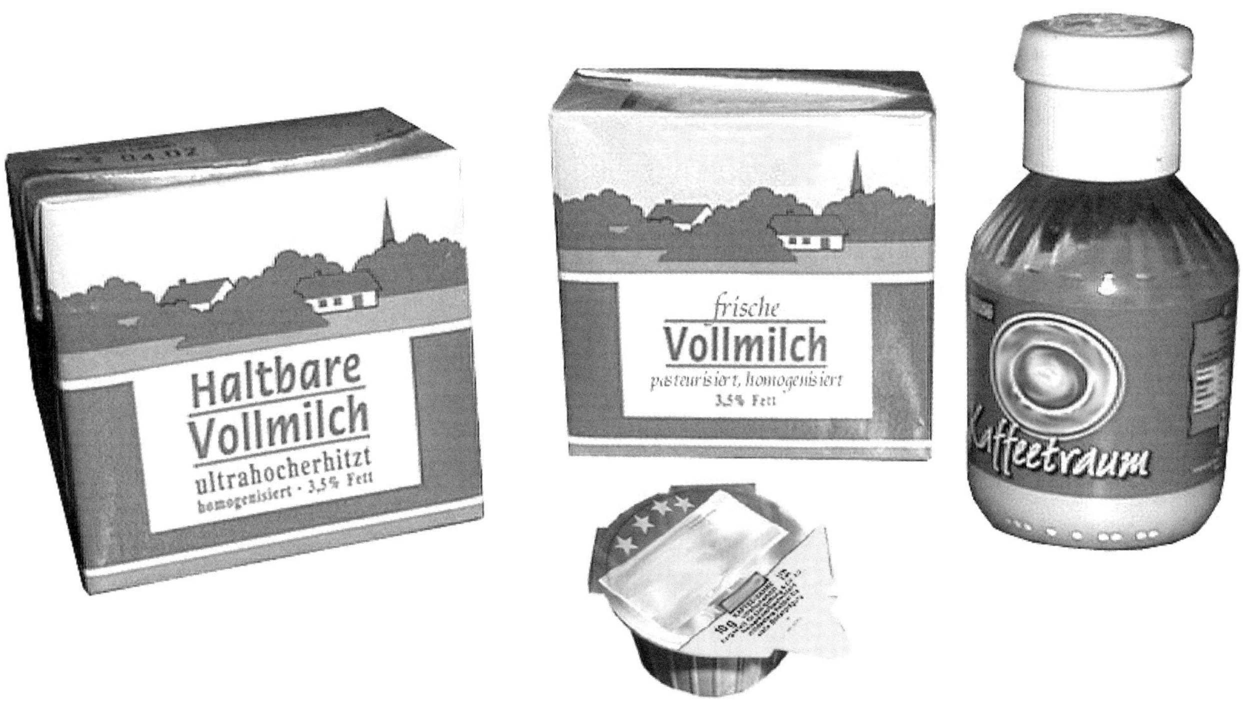

17 | **Name:** **Klasse:** **Datum:**

1. Milch ist gleich Milch – oder?

Mit diesem Experiment könnt ihr diese Frage beantworten:

Vor eurer Arbeitsgruppe stehen sieben verschiedene Gefäße mit Milch. Probiert und vergleicht die Milch. Fällt euch etwas auf? Ein zweites Mal Probieren kann euch sicherlich helfen, die Tabelle mit euren Versuchsergebnissen zu füllen.

Tipp Um die Geschmacksnerven nicht zu verwirren, solltet ihr ein Stück Brot zwischen den verschiedenen Proben essen oder den Mund mit Wasser ausspülen.

Bestimmung der Probennummer	**Aussehen:** weiß, gelblich, wässrig, fettig, ...	**Geschmack:** a) ☺ – ☹ b) süßlich, wässrig, angebrannt, nach nichts, cremig, ...	**Milchsorte:** a) kenne ich ☺ – ☹ b) kann ich zuordnen ☺ – ☹
1 ______________		a) b)	a) b)
2 ______________		a) b)	a) b)
3 ______________		a) b)	a) b)
4 ______________		a) b)	a) b)
5 ______________		a) b)	a) b)
6 ______________		a) b)	a) b)
7 ______________		a) b)	a) b)

(☺ → gut, ja; ☹ → schlecht, nein)

Welche Milchsorten kennt ihr? Versucht in eurer Arbeitsgruppe, die verschiedenen Milchsorten, die ihr kennt, den Proben-Nummern zuzuordnen.

Warum schmecken die Milchsorten so unterschiedlich?

____

____

____

____

Name:	Klasse:	Datum:

17

2. Was kommt in den Einkaufswagen?

Im Supermarkt gibt es Milchsorten zu kaufen, die sich in mehreren Punkten unterscheiden. Finde heraus, wie die unterschiedlichen Milchsorten heißen und schaue dir die Verpackungen gut an. Trage deine Ergebnisse in die Tabelle ein!

Milchsorte	**Preis/Liter**	**Fettgehalt**	**Verpackung**	**Kühlung nötig? (ja/nein)**	**Haltbarkeit bis**
Vollmilch	...				
Sahne	...				
...					
...					
...					
...					
...					
...					

Warum stehen einige Milchsorten nicht im Kühlregal? Vielleicht findest du einen Hinweis auf der Verpackung!

____

____

____

____

Gibt es eine bestimmte Milchsorte, die du nicht in deinen Einkaufskorb legen würdest? Wenn ja, warum nicht?

____

____

____

____

1. Fachlicher Hintergrund

Milch enthält alle lebenswichtigen Nährstoffe in beinahe idealen Verhältnissen. Durch dieses Lebensmittel könnte ein Großteil der Ernährung des Menschen gedeckt werden. Allerdings ist bei Erwachsenen – vor allem außerhalb Europas – eine Milchunverträglichkeit verbreitet, die auf dem Fehlen des Enzyms Lactase für den Abbau von Milchzucker (Lactose) beruht („Lactoseintoleranz")

Die Milchinhaltsstoffe liegen in strukturierter oder in gelöster Form vor. Es werden ca. 100.000 chemische Verbindungen geschätzt, die zum großen Teil noch unerforscht sind und zum Teil auch nur in geringsten Konzentrationen vorhanden sind. Die wichtigsten Bestandteile:

Bestandteile der Milch	%-Angaben
Wasser	87,4
Milchzucker (Lactose)	4,8
Fett	3,7
Eiweiß (Caseine & Molkeproteine Albumin und Gobulin)	3,4
Mineralstoffe	0,7
Vitamine	Spuren

(nach Gruber 1991, S. 5)

Die biologische Wertigkeit des Milcheiweißes, d. h. seine Verdaulichkeit und sein Gehalt an essentiellen Aminosäuren, ist besonders hoch (91 % im Vergleich zu Rindfleisch 80 %, Sojaeiweiß 74 % – der Referenzwert ist Hühnereiweiß, für das 100 % angenommen werden).

Milchzucker (Lactose) ist ein Dissaccharid, das aus Glucose und Galactose aufgebaut ist. Es besitzt keine so große Süßkraft wie Rohrzucker (Saccharose). Die Verdauung geht langsamer vonstatten als die von Rohrzucker, so dass Milchzucker ein Kohlenhydrat ist, das eine längerandauernde Nährstoffversorgung des Körpers gewährleistet.

Milchfett hat ein ungewöhnlich großes Fettsäurespektrum. Dabei ist der Gehalt an kurzen und mittelkettigen Fettsäuren besonders gesundheitsförderlich. Wegen der feinen Verteilung in der Milch, kann Milchfett leicht verdaut werden. Allerdings ist es im Vergleich zu anderen Fetten schnell verderblich und wird ranzig. An Mineralstoffen sind vor allem die Kationen von Calcium, Magnesium, Natrium, Kalium und die Anionen Phosphat, Chlorid und Citrat zu nennen.

2. Auswertung

Die verschiedenen Experimente sollen den Schülern verdeutlichen, dass die Milch aus verschiedenen Inhaltsstoffen besteht, die für den Körper des Menschen einen wichtigen Nährwert besitzen. Des weiteren ist es interessant, die Begriffe Betriebsstoffe (z. B. Milchzucker), Reglerstoffe (z. B. Vitamine) und Baustoffe (z. B. Milcheiweiß) herauszuarbeiten und ihre Bedeutung herauszufinden.

Um den Nährwert der Milch zu verdeutlichen, könnte man Milch z. B. mit Limonade vergleichen.

Der unterschiedliche Wassergehalt der verschiedenen Milchsorten könnte der Ausgangspunkt für eine Darstellung der verschiedenen Bearbeitungsverfahren der Milch sein (Versuche 1 u. 2). Außerdem muss für die Schüler geklärt werden, warum in den verschiedenen Milchproben unterschiedlich viel Fett nachgewiesen werden konnte (Versuche 3 u. 4). Die mikroskopische Untersuchung eines Milchtropfens mit Hilfe des Indikators Sudan-III, der die Fetttröpfchen rot einfärbt, wäre ein geeigneter Einstieg (Versuch 5).

Name:	Klasse:	Datum:

18

Folgende Versuche helfen euch, herauszufinden, ob in Milch **Wasser** enthalten ist.

Wasser in der Milch?

Versuch 1:

Für euren Versuch braucht ihr ¼ Liter Milch, 1 Herdplatte, 1 Topf mit Deckel und Topflappen. Gebt die Milch in den Topf und erhitzt die Milch auf mittlerer Stufe.

Tipp Achtet darauf, dass ihr den Deckel auf den Topf gesetzt habt und dass die Milch nicht zu schnell erhitzt wird, damit sie nicht überkocht.

Was könnt ihr nach einigen Minuten beobachten, wenn ihr den Deckel vom Topf nehmt?

Könnt ihr euch erklären, was ihr seht?

Versuch 2:

Füllt in einen kleinen Erlenmeyerkolben so viel Milch, dass der Boden des Erlenmeyerkolben gut bedeckt ist, und bringt diese langsam zum Kochen. Der Dampf wird über ein Glasrohr in ein Reagenzglas geleitet, das in einem Becherglas mit Eiswasser steht. Was könnt ihr bei diesem Versuch beobachten?

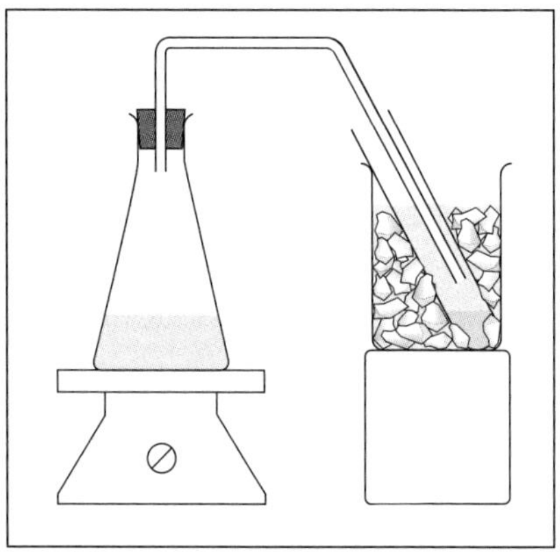

Fett in der Milch?

Mit Hilfe von zwei Versuchen (3 und 4) könnt ihr **Fett** in einem Nahrungsmittel nachweisen. Probiert beide Versuche mit einem Nahrungsmittel aus, das Fett enthält z. B. Speiseöl und mit einem Nahrungsmittel, das kein Fett enthält z. B. Apfelsaft. Was könnt ihr beobachten? Führt anschließend die Versuche mit Milch durch. Enthält Milch Fett oder nicht?

Notiert eure Ergebnisse!

18 | **Name:** | **Klasse:** | **Datum:**

Versuch 3: Fettfleck-Methode

Für den Versuch benötigt ihr ein Stück Schreibpapier und einen Glasstab. Mit Hilfe des Glasstabes könnt ihr einen Tropfen der zu untersuchenden Flüssigkeit auf das Papier träufeln. (Wenn es sich nicht um eine Flüssigkeit handelt, dann legt das zu untersuchende Lebensmittel nur kurz auf das Papier und nehmt es wieder herunter.)

Was könnt ihr mit Hilfe der Versuche herausfinden und über das Vorkommen von Fett in Lebensmitteln sagen?

1. ______________________ enthält Fett. Ich beobachte bei unserem Versuch:

____

____

____

2. ______________________ enthält Fett. Ich beobachte bei unserem Versuch:

____

____

____

3. Milch enthält ______________________ . Das erkenne ich daran, dass in unserem Versuch

____

____

____

Versuch 4: Fettfärbungs-Methode

Für diesen Versuch braucht ihr drei flüssige Nahrungsmittel, von denen eines auf jeden Fall und eines auf gar keinen Fall Fett enthält. Die dritte Flüssigkeit ist Milch. Füllt die zu untersuchenden Flüssigkeiten in drei verschiedene Reagenzgläser und gebt wenig Sudan-III-Pulver hinzu. (Achtung: Sudan-III-Pulver färbt!!!!) Schüttelt alle Gemische gut (Verschließt dazu die Öffnung jedes des Reagenzglases zuerst mit Haushaltsfoie und dann mit dem Daumen.) und stellt sie in ein Reagenzglasgestell. Beobachtet, was in den nächsten Minuten bei euren drei Versuchen passiert und notiert eure Beobachtung!

Nahrungsmittel	Ergebnis
1.	
2.	
3.	

Das Ergebnis der 3 Versuche:

____

____

____

Name:	Klasse:	Datum:

5. Mikroskopische Untersuchung

Wenn du einen Milchtropfen unter einem Mikroskop betrachtest, kannst du einen wichtigen Inhaltsstoff der Milch erkennen. Wichtig: Benutze für deine Untersuchung ein Holz- oder Glasstäbchen oder eine Pipette, um einen Milchtropfen auf den Objektträger zu träufeln und vergesse das Deckgläschen nicht!

Gib der Milch in einem zweiten Versuch den Indikator Sudan-III in gelöster Form zu. Mikroskopiere ebenfalls. Fällt dir jetzt etwas besonderes auf?

Erkläre deine Beobachtung:

Versuche, das Mikroskopbild in das Kästchen zu zeichnen:

1. Fachlicher Hintergrund

Milch kann nach dem Melken in verschiedener Weise weiter behandelt werden. Zunächst wird die Milch, die durch ein Mischen im Erzeugerbetrieb egalisiert wird, geseiht, d. h. durch eine Art Sieb gegossen, um grobe Verunreinigungen zu entfernen. Danach wird die Milch innerhalb von drei Stunden auf 4 °C abgekühlt, um eine Vermehrung der Keime zu verhindern bzw. hinauszuzögern.
Diese sogenannte „Rohmilch" kann der Verbraucher direkt beim Bauern kaufen. Im Supermarkt kann ebenfalls unbehandelte Milch erworben werden. Diese sogenannte „Vorzugsmilch" unterliegt strengen Hygienevorschriften. Dennoch wird empfohlen, unbehandelte Milch vor dem Verzehr abzukochen. Das Abkochen der Milch bewirkt jedoch höhere Qualitätsveluste als das Ultrahochtemperaturverfahren (UHT-Verfahren). Behandlung der Milch bedeutet also nicht in jedem Falle eine Minderung der Qualität.

Die Trinkmilchaufbereitung kann in fünf Schritte unterteilt werden:

1. **Reinigung und Entrahmung**: Abzentrifugieren von Verunreinigungen bis zur Größe von Bakterienkonglomeraten), Trennung der *Vollmilch* in *Rahm* (Fettgehalt ca. 30 %) und *Magermilch* (Fettgehalt unter 0,3 %).
2. **Einstellung des Fettgehaltes**: Der Magermilch wird die für das jeweilige Produkt vorgeschriebene Fettmenge wieder zugeführt: *Vollmilch* (mind. 3,5 % Fett), teilentrahmte Milch (mind. 1,5 bis 1,8 % Fett) (der Fettgehalt, der auf der Verpackung steht, darf nicht unter- aber überschritten werden). Überschüssiger Rahm wird zu *Sahne* oder *Butter*, *Magermilch* zu anderen Magermilchprodukten verarbeitet.
3. **Homogenisieren**: Mit einem Druck von etwa 200 bar wir die Milch durch feine Düsen gepresst. Ergebnis: Verkleinerung und feinere Verteilung der Fetttröpfchen, gleichmäßigere Verteilung der Caseinmicellen (Eiweißmoleküle). Dadurch wird „Aufrahmung" (Abscheiden von Fett) der Milch hinausgezögert, die Verdaulichkeit erleichtert und die Weißkraft erhöht (Häufige Produkte: *Kaffeesahne*, Sterilsahne, *Kondensmilch*).
4. **Wärmebehandlung**: Hierdurch sollen Keime, die beim Menschen Krankheiten erregen (z. B. Tuberkulose, Typhus) oder die die Milch durch Zersetzung ihrer Inhaltsstoffe ungenießbar machen, abgetötet werden. Diese Behandlung hat immer eine Auswirkung auf Qualität (Vitamine, Kohlenhydrate, freie Fettsäuren, Enzyme werden durch die Temperatureinwirkung angegriffen) sowie auf den Geschmack (Stark erhitzte Milch schmeckt leicht angebrannt).

Verfahren	Temperatur °C	Dauer	Keimabtötung	Haltbarkeit
Pasteurisieren				
Dauererhitzung	62-65	30 min	95 %	3-4 tg
Kurzzeiterhitzung	71-74	40-45 sec	99,5 %	5-6 tg
Hocherhitzen	85-90	8-15 sec	99,9 %	6 tg
Ultrahocherhitzen	135-150	2-8 sec	≈ 100 %	6-8 Wo
Sterilisieren	110-120	20-45 min	≈ 100 %	6 Mon

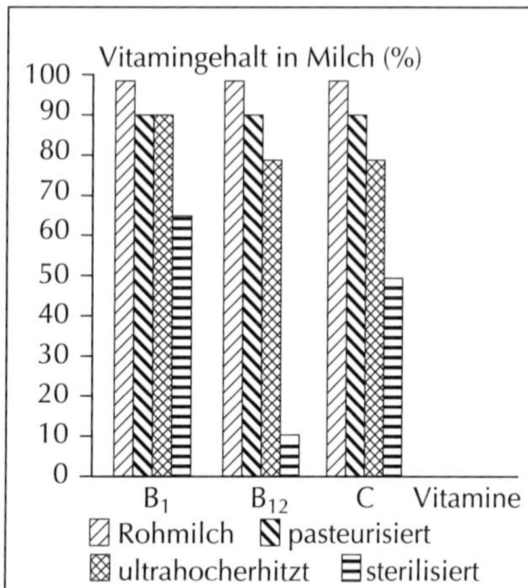

Milch:
Vitaminverlust der Milch durch Erhitzen

5. **Kühlung**: Vor der Verpackung muss die Milch auf 4 °C abgekühlt werden. An Verpackungs- und Abfüllanlagen werden hohe Anforderungen hinsichtlich einer keimarmen Umgebung gestellt.

2. Auswertung

Die Aufgabenstellung soll den Schülern den Unterschied zwischen Sach- und Werbeinformationen verdeutlichen. Weiter lassen sich mit Hilfe der Packungsaufschriften nicht nur die Milchsorten unterscheiden und bewerten, aus den gewonnenen Informationen kann auch der Weg der Trinkmilchaufbereitung erarbeitet werden.

Schließlich können die Vor- und Nachteile unterschiedlicher Verpackungen (Tetrapack, Glasflasche, Schlauchbeutel, „offen") aus der Sicht des Verbrauchers, des Verkäufers und der Umwelt betrachtet werden.

Name:	Klasse:	Datum:

19

Im Supermarkt kannst Du verschiedene Milchsorten kaufen. Diese erkennt man nicht erst am Geschmack, sondern bereits mit Hilfe der Verpackung. Es gibt Milch, die in einer ungeöffneten Verpackung etwa ein halbes Jahr haltbar ist. Andere Milch muss innerhalb einer Woche verbraucht werden. Dieser Unterschied hängt von der Vorbehandlung der Milch ab.

Untersuche in einem Supermarkt die Etiketten von verschiedenen Milchsorten (Achte auch auf Milchsorten, die nicht im Kühlregal stehen). Wichtig sind dabei Informationen über Behandlungsweisen der Milch. Notiere die Unterschiede in der Tabelle:

Milchsorte	Fettgehalt	entrahmt ja / nein	homogenisiert ja / nein	wärmebehandelt wie?	Kühlung nötig ja / nein

Versuche die Bedeutung für die Wörter herauszufinden, die du nicht verstehst. Benutze dazu ein Lexikon oder andere Literatur, die dir zur Verfügung steht.

- Homogenisiert → ______________________________

  ____

  ____

- Pasteurisiert → ______________________________

  ____

  ____

- Ultrahocherhitzt → ______________________________

  ____

  ____

- Sterilisiert → ______________________________

  ____

  ____

1. Fachlicher Hintergrund

Die Milch wird vom Zeitpunkt des Melkens bis zur Weiterverarbeitung verschiedenen äußeren Einwirkungen ausgesetzt, auf die sie empfindlich reagiert. Hierzu zählen z. B. Licht, mechanische Beanspruchung oder Verschmutzung und die Vermehrung von Mikroorganismen.

In der Regel ist Milch keimfrei, sie vermischt sich allerdings bei der Passage des Strichkanals im Euter mit Mikroorganismen der Euterflora. Die ersten Milchstrahlen werden daher beim Melken auf Grund ihrer hohen Keimzahl extra aufgefangen und dürfen nicht der Milchgemenge zugefügt werden. Pro Milliliter befinden sich etwa 10^2 bis 10^3 Mikroorganismen in der Milch. Es ist allerdings zwischen handgemolkener und maschinell gemolkener Milch zu unterscheiden. Der Keimgehalt von maschinell gemolkener Milch liegt je nach Reinigungszustand der Melkanlage der milchführenden Rohrleitungen und der Tanks etwa eine Zehnerpotenz höher. Rohmilch wird vom milchwirtschaftlichen Betrieb vor der Trinkmilchverarbeitung einer Gütekontrolle unterzogen, die sich auch auf den Milchauszahlungspreis für die Bauern auswirkt.

Nachdem die Milch geseiht wurde (Entfernung grober Verunreinigungen), wird sie auf etwa 4 °C heruntergekühlt, um die Vermehrung von Keimen zu verhindern. Mit Hilfe der Wärmebehandlung werden Mikroorganismen abgetötet und eine längere Haltbarkeit der Milch wird gewährleistet. Beim Pasteurisieren werden ca. 95 % der Keime abgetötet, während Milch nach dem UHT-Verfahren (**U**ltra**h**och**t**emperatur-Verfahren) nahezu keimfrei ist.

2. Auswertung

Mit Hilfe des Arbeitsbogens soll den Schülern ein hygienischer Umgang mit Nahrungsmitteln vermittelt werden. Die Bakterienzahlen in der Milch kann man nicht sehen. Eine Keimzahlbestimmung wäre zwar möglich aber verhältnismäßig zeit- und materialaufwendig. Die Entfärbung einer Methylenblaulösung stellt eine einfachere Alternative dar, die als Ergebnis eine grobe Einschätzung der Milchsäurebakteriengehaltes erlaubt. Die Lebenswelt der Schüler wird mit diesem Versuch direkt angesprochen und eine Übertragung der gewonnen Erkenntnisse auf Alltagssituationen („wie soll man angebrochene Milchpackungen aufbewahren?") ist leicht möglich.

Außerdem werden biologische Arbeitsweisen wie beschreiben, beobachten, vergleichen, interpretieren und experimentieren eingeübt.

Bei der Durchführung dieses Versuches sollte bedacht werden, dass die Entfärbungszeit des Methylenblaus relativ lange dauert. Innerhalb einer 45-minütigen Unterrichtsstunde ist der Versuch nicht auswertbar. Interessant wäre in diesem Zusammenhang ein Vergleich des Versuchablaufs unter Zimmertemperatur und unter Kühlschranktemperatur.

Als weiterführende Aufgabenstellung lassen sich die verschiedenen Milchbehandlungsverfahren erarbeiten. Vor- und Nachteile der verschiedenen Verfahren können geklärt werden.

Name: **Klasse:** **Datum:** **20**

Ihr könnt die Frische einer Milch bestimmen, ohne auf das Verpackungsdatum der Milchpackung zu schauen! Bakterien vermehren sich von Tag zu Tag. Je mehr Bakterien sich in der Milch befinden, desto älter ist die Milch.

Versuchsablauf: Vor euch stehen Rohmilchproben verschiedenen Alters. Gebt 10 ml dieser Proben in jeweils ein Reagenzglas und versetzt die Milch mit 1 ml Methylenblaulösung (0,1 %). Stellt die Gläser in ein Wasserbad bei 37 °C. Was könnt ihr beobachten?

(Ihr könnt die Milchprobe auch stehen lassen und den Versuch täglich wiederholen.)

Auswertung: Je schneller die Entfärbung des Methylenblaus in der Milch eintritt, desto mehr Bakterien befinden sich in der Milch. Die Enzyme der Bakterien bewirken diese Entfärbung (Reduktase).

Milch-Klasse	**Entfärbungszeit**	**angenäherter Gehalt an Milchsäurebakterien pro ml**
I.	> 5 Std.	< 500 000
II.	2 bis 5 Std.	500 000 bis 4 Mio.
III.	20 min. bis 2 Std.	4 bis 20 Mio.
IV.	< 20 min.	> 20 Mio.

Die vorstehende Tabelle hilft euch dabei, eure Versuchsergebnisse auszuwerten und die Frische der Milch zu bestimmen.

Erstellt eine Tabelle, die die **Probennummer**, die **Entfärbungszeit**, die geschätzte **Milchklasse** und den geschätzten **Gehalt der Milchsäurebakterien** pro ml Milch enthält! Versucht, die Milchproben nach dem Frischegehalt zu ordnen. Was sagt die Milchklasse aus?

Probennummer	Alter der Milch (Tage)	Entfärbungstest (Std.)	Gehalt an Milchsäurebakterien	geschätzte Milchklasse

1. Fachlicher Hintergrund

Joghurt, mindestens Fruchtjoghurt, ist bei Kindern aller Altersstufen beliebt. Derzeit werden in der Bundesrepublik jährlich pro Person etwa 17 kg Joghurt aller Art gegessen. Zusammen mit Sauermilch, Buttermilch und Kefir zählt Joghurt zu den „gesäuerten Milcherzeugnissen", die alle über Milchsäuregärung aus Frischmilch hergestellt werden.

Milchsäurebakterien (MSB) sind für diese Art der Gärung verantwortlich. Hierbei wird Milchzucker (Lactose) zu Milchsäure umgebaut. Während in der frischen Milch auf der Oberfläche der Milcheiweißmoleküle (z. B. Casein) eine ausgeglichene Ladung herrscht, bewirken die bei der Säuerung entstehenden H^+-Ionen eine Veränderung der Oberflächenladung der Casein-Moleküle. Die Folge: das Eiweiß gerinnt. Der pH-Wert, der bei Frischmilch um 7 beträgt, sinkt in der Dickmilch auf 4,6 ab, bei Joghurt liegt er bei 4,2. Während der Milchsäure-Gärung werden neben der Milchsäure auch Aromastoffe produziert.

Milchsäurebakterien	Anwendung					
	Sauermilch	Joghurt	Labkäse	Quark	Frischkäse	Sauerrahm/Butter
Lactobacillus acidophilus	■	■				
bulgaricus		■	■	■	■	
casei			■			
helveticus			■			
lactis			■			
Streptococcus cremoris	■			■	■	■
diacetilactis					■	■
lactis	■				■	
thermophilus	■	■		■		
Leuconostoc citrovorum	■				■	■
cremoris			■			

Zwei große Gruppen von Milchsäurebakterien werden zur Herstellung von gesäuerten Milcherzeugnissen verwendet.

1. Milchsäurebakterien, die bei Temperaturen von 20-30 °C am besten wachsen und dabei ihre höchste Stoffwechselaktivität haben (mesophile MSB).
2. Milchsäurebakterien, die bei Temperaturen von 35-45 °C am besten wachsen (thermophile MSB).

Joghurt wird hergestellt aus Milch oder Sahne unter Verwendung von thermophilen MSB (z.B. *Streptococcus thermophilus, Lactobacillus bulgaricus, Lactobacillus acidophilus, Bifidobacterium bifidum*).

Sauermilch wird hergestellt aus Milch oder Sahne unter Verwendung von mesophilen MSB (z. B. *Streptococcus lactis, Leuconostoc citrovorum*).

Kefir wird hergestellt aus Milch oder Sahne unter Verwendung von Kefirknöllchen, die mesophile Milchsäurebakterien (wie bei Sauermilch) sowie Hefepilze (*Candida kefyr*) enthalten. Die Milchsäurebakterien produzieren auch hier Milchsäure, die Hefepilze bilden zusätzlich Alkohol (Ethanol) und Kohlenstoffdioxid. Diese Komponenten geben dem Kefir den bekannten spritzigen Geschmack. Durch das entstehende CO_2 kann bei Kefirbechern der Deckel gelegentlich leicht aufgewölbt sein.

Alle diese gesäuerten Milcherzeugnisse gibt es in unterschiedlichen Fettgehaltsstufen. Von max. 0,3 %, 1,5 bis 1,8 %, mind. 3,5 % und mind. 10 % Fett. Bei Dickmilch kommt auch noch die Fettgehaltsstufe mind. 30 % Fett vor (z. B. Crème fraîche, saure Sahne).

Probiotische Milchprodukte: In letzter Zeit spielen sog. probiotische („für das Leben") gesäuerte Milcherzeugnisse eine zunehmende Rolle. Sie zeichnen sich dadurch aus, dass einige Prozent der Milchsäurebakterien den Darm lebend erreichen und dort angeblich eine positive Wirkung entfalten (weniger Durchfallerkrankungen, Stimulation des Immunsystems ...).

2. Auswertung

Um eine Ordnung in die genannten gesäuerten Milcherzeugnisse zu bringen, sollen die Schülerinnen und Schüler ausgewählte Produkte von Joghurt, Sauermilch und Kefir tabellarisch erfassen. Dabei spielen Name des Produkts, Fettgehaltsstufe und verwendete Mikroorganismen sowie eventuelle Zusätze (Früchte) eine Rolle. Gegebenfalls sollen der Preis (pro 1000 g) und das Mindesthaltbarkeitsdatum aufgeschrieben werden. Im Klassenzimmer sollten Geschmacksvergleiche und Messungen des pH-Werts mit Einzelproben durchgeführt werden.

Durch Versetzen von Milch mit lebenden Milchsäurebakterien (Joghurtportion) kann auch selbst Joghurt hergestellt werden.

Name:	Klasse:	Datum:

21

Welche gesäuerten Milcherzeugnisse hat der Supermarkt zu bieten?

Joghurtprodukte	Fettgehalts-stufe	Name der verwendeten Mikroorganismen	Zusätze	pH-Wert	Geschmacksprobe: Schmeckt mir ja/nein
Joghurt					
Joghurt mild					
Sahnejoghurt					
Fettarmer Joghurt					
Magermilchjoghurt					
Fruchtjoghurt					

Sauermilchprodukte	Fettgehalts-stufe	Name der verwendeten Mikroorganismen	Zusätze	pH-Wert	Geschmacksprobe: Schmeckt mir ja/nein
Dickmilch					
Trinksauermilch					
Fettarme Dickmilch					
Fettarme Sauermilch					
Dickmilch entrahmt					
Sauermilch entrahmt					
Saure Sahne					

Kefirprodukte	Fettgehalts-stufe	Name der verwendeten Mikroorganismen	Zusätze	pH-Wert	Geschmacksprobe: Schmeckt mir ja/nein
Kefir					
Kefir mild					

Meine Favoriten unter den gesäuerten Milcherzeugnissen sind:

___

___

1. Fachlicher Hintergrund

Käse ist eines der ältesten und gleichzeitig ein sehr vollkommenes und vielseitiges Nahrungsmittel. Es spielt für die menschliche Ernährung seit alters her eine wichtige Rolle.

Käse wird aus Milch hergestellt, die zu etwa 85 % aus Wasser, sowie aus Eiweißen, Milchfett, Zucker, Mineralstoffen und Vitaminen besteht. Dabei spielt die Milch von Kühen für die menschliche Ernährung und für die Käseherstellung bei Weitem die wichtigste Rolle. Daneben wird aber auch Schafsmilch sowie Milch von Ziegen, Wasserbüffeln und seltener selbst von Kamelen, Lamas, Jaks und Rentieren für die menschliche Ernährung verwertet.

Tabelle:
Prozentuale Zusammensetzung verschiedener Milchsorten (nach: Teubner-Edition 1993, S. 8).

Säugetierart	**Wassergehalt** %	**Trockenmasse** %	**Fettgehalt** %	**Gesamteiweiß** %	**Caseine** %	**Molkenproteine** %	**Caseine: Molkenproteine**	**Milch zucker** %	**Asche** %
Kuh	87,3	12,7	3,7	3,4	2,8	0,6	4,7	4,7	0,7
Schaf	80,7	19,3	7,4	5,5	4,6	0,9	5,1	4,8	1,5
Ziege	88,7	11,3	3,5	3,4	2,7	0,7	3,8	4,5	0,8
Büffelkuh	82,5	17,5	7,6	4,2	3,6	0,6	6,0	4,8	0,9
Kamel	86,2	13,8	4,5	3,6	2,7	0,9	3,0	5,0	0,7
Lama	83,5	16,5	2,4	7,3	6,2	1,1	5,6	6,0	0,8
Yak	82,1	17,9	6,5	5,8	–	–	–	4,6	1,0
Rentier	66,9	33,1	16,9	11,5	–	–	–	2,8	–

Käseherstellung

Der erste Schritt bei der Käseherstellung ist das Abtrennen fester Milchinhaltsstoffe von flüssigen Milchbestandteilen. Durch „Dicklegen" mit Hilfe des Labenzyms und der – teilweise von Bakterien produzierten – Milchsäure.

Man unterscheidet zwei grundsätzlich unterschiedliche Herstellungsverfahren:

1. Man lässt die frische Milch einfach sauer werden. Die Dicklegung erfolgt dann aufgrund der von der Milchsäurebakterien produzierten Milchsäure: Sauermilchkäse.
2. Man setzt der Milch Labenzym zu und fällt damit die Eiweißbestandteile aus: Labkäse

Teilweise werden bei der Käseherstellung auch beide Methoden kombiniert – ähnlich wie dies auch bei der Milchverdauung im Magen eines Kälbchens geschieht, wo Labferment und Magensäure gleichzeitig auf die Milch einwirken.

Der „dicke" Bestandteil der Milch wird nun mit sogenannten Käseharfen in kleine Brocken oder Krümel zerschnitten – je kleiner der Bruch, desto fester wird anschließend der Käse –, dann trennt man die flüssige Molke ab. Bei vielen Hartkäsen wird zunächst ein mittlerer Bruch bereitet, der dann unter Rühren und Anwärmen weitere Molke abgibt. Aus dem Bruch wird durch Reifung, d.h. der Aktivität von Mikroorganismen, der Käse. Auch aus der Molke kann durch Erhitzen Eiweiß abgeschieden werden. Hieraus werden bestimmte Frischkäse (Molke-Käse) hergestellt wie z. B. der Ziger (Schweiz), oder die verschiedenen Ricotta-Käse aus Schafsmilchmolke (Italien).

Aus dem Bemühen, Käse länger haltbar zu machen – vor allem auch für den Export in warme Länder – entstand der Schmelzkäse. Zerkleinerter Käse wird mit Schmelzsalzen (normalerweise Salze der Phosphorsäure) erhitzt und verrührt. Dabei wird das Eiweiß ganz fein verteilt und Fett und Wasser lassen sich darin emulgieren. So entsteht ein gut streichfähiges, lang haltbares Produkt. Es sind die unterschiedlichsten Zusätze wie Sahne, Butter, Molkepulver, aber auch Salami, Schinken oder würzende Zutaten wie Kräuter, Gurken oder Paprika möglich und entsprechend entstehen ganz unterschiedliche schmeckende Produkte. Der ähnliche Kochkäse wird durch Erhitzen aus Quark hergestellt.

Einteilung der Käsesorten

Für die Einteilung der Käsesorten ist der Wassergehalt der fettfreien Käsemasse (englisch: water, fat free, Abkürzung: Wff) entscheidend (Hartkäse bis 56 %, Schnittkäse bis 63 %, halbfester Schnittkäse bis 69 %, Sauermilchkäse bis 73 %, Weichkäse mehr als 67 %, Frischkäse mehr als 73 %). Ein weiteres wichtiges Kriterium ist das Fett in der Trockenmasse (F.i.T.). Neben der F.i.T.-Angabe findet man heute häufig auf Packungen auch die Angabe des absoluten Fettgehaltes. Diesen kann man überschlägig berechnen, wenn man die F.i.T.-Angaben bei Hartkäse mit 0,7, bei Schnittkäse mit 0,6, bei Weichkäse mit 0,5 und bei Frischkäse mit 0,3 (s.o.) multipliziert.

Käsesorten

Hartkäse:
Emmentaler, Gruyère (Greietzer), Saanen, Grana, Peccorino, Parmesan, Ragusano.

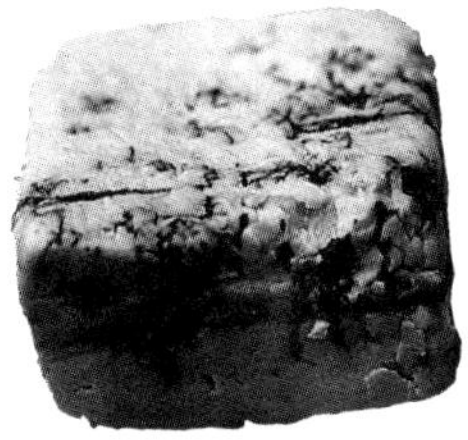

Schnittkäse:
Gouda, Edamer, Appenzeller, Tilsiter, Raclette, Wilstermarscher.

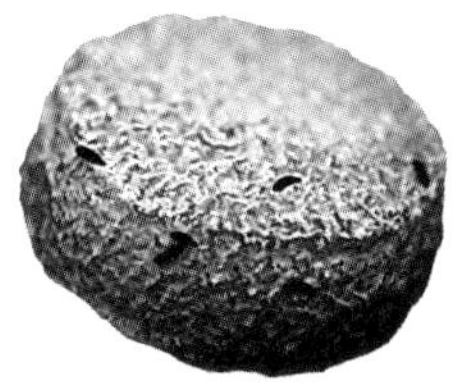

Schimmelkäse:
Roquefort, Bresse Bleu, Azul de Oveja, Bleu d'Auvergne, Gorgonzola, Cambonzola, Mycella, Stilton, Blue Cheshire

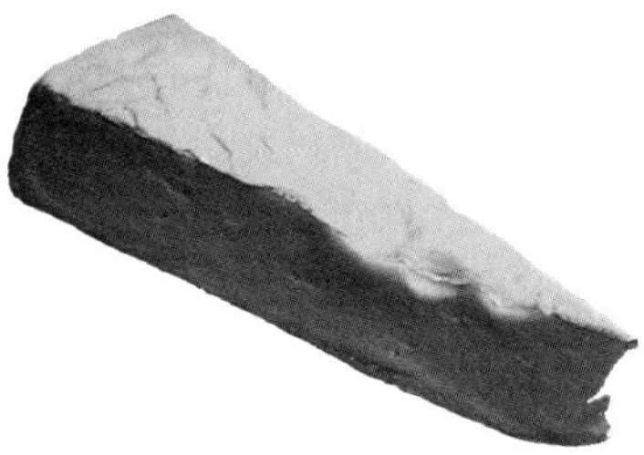

Weichkäse:
Romadur, Limburger, Munster, Dauphin, Livarot, Maroilles, Brie, Camembert.

Frischkäse:
Robiola (Burgos,Villalon, Cervera), Hüttenkäse, Schichtkäse, Rahmfrischkäse, Quark, Topfen

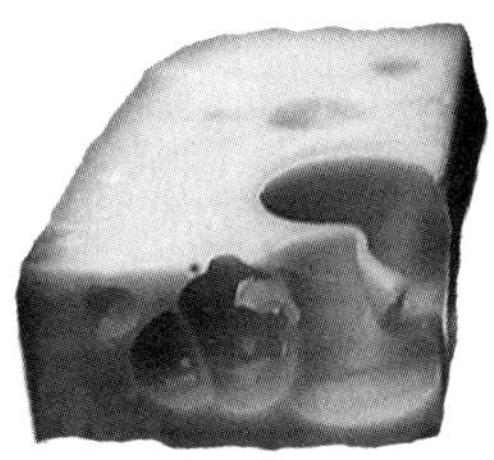

Eingelegter Käse (Lake-Käse):
Feta („Schafskäse")

Sauermilchkäse:
Handkäse, Harzer Käse, Steierischer Graukäse (Steirer Kas), Sura Käs, Gamalost (Norwegen).

Molke-Käse
Ricotta, Ziger.

2. Auswertung

Die erste Aufgabe soll helfen, einen Überblick über die Vielfalt der angebotenen Käsesorten zu gewinnen. Bei der Besprechung kann am Beispiel des Schemas gezeigt werden, welche unterschiedlichen Schritte von der Milch zum Käse führen. Dieses Schema zeigt, dass die unterschiedlichen Käsesorten auch auf unterschiedliche Weise hergestellt werden.

Deshalb soll im zweiten Schritt für ausgewählte Käsesorten – am besten in Arbeitsgruppen – der Herstellungsweg zusammengestellt werden.

In Zusammenarbeit mit der Haushaltslehre kann man anschließend Kochkäse aus Sauermilchquark herstellen. Dies ist die einfachste und schnellste Möglichkeit, um aus Milch ein Käse-ähnliches Produkt zu gewinnen.

22 | **Name:** **Klasse:** **Datum:**

Käsevielfalt

Käse wird aus Milch hergestellt. Dabei helfen Pilze und Bakterien sowie ein Enzym, das Lab, das man früher allein aus Kälbermägen gewonnen hat und das heute – Dank der Gentechnik – auch mikrobiell hergestellt werden kann.

Was Bakterien und Pilze dann aus dem ausgefällten Milcheiweiß machen, kann sehr unterschiedlich schmecken und aussehen.

Finde Beispiele für folgende Typen:

1. ziemlich fest mit kleineren oder größeren Löchern

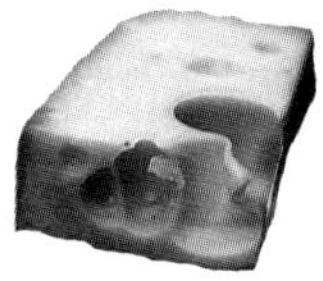

2. mit bläulichen Schimmelpilzen im Inneren

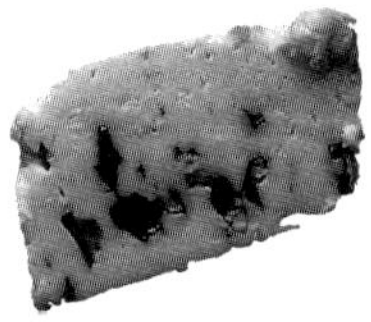

3. im Anschnitt glasig

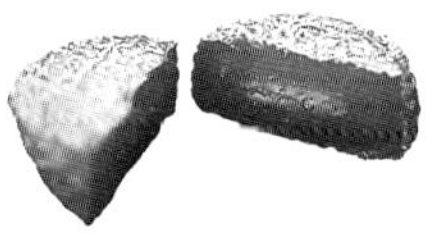

4. weiß, bröckelig, wird oft in Salzwasser gelagert

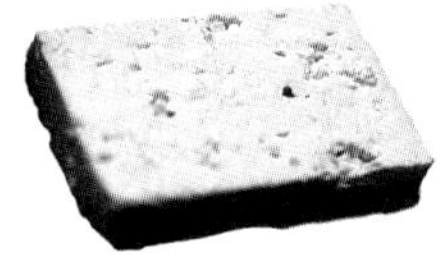

5. außen weiß, innen gelblich, weich

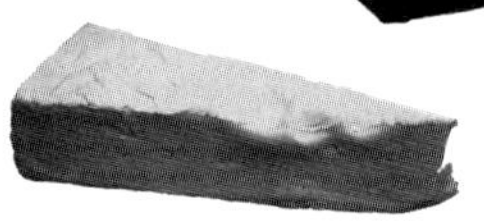

6. ähnliche Konsistenz wie Butter,
   meistens in Staniolpapier eingewickelt

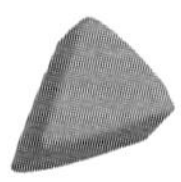

Versuche, im Supermarkt mindestens ein Beispiel für jeden Käsetyp zu finden und trage den Namen in die Tabelle ein.

Name	Kurzbeschreibung	Geschmack (Note 1-6) (dein persönliches Urteil)
Roquefort	Relativ weich (streichfähig) mit bläulichen Flecken bzw. Löchern im Inneren	3

Name:	Klasse:	Datum:

22

Prinzip der Käseherstellung

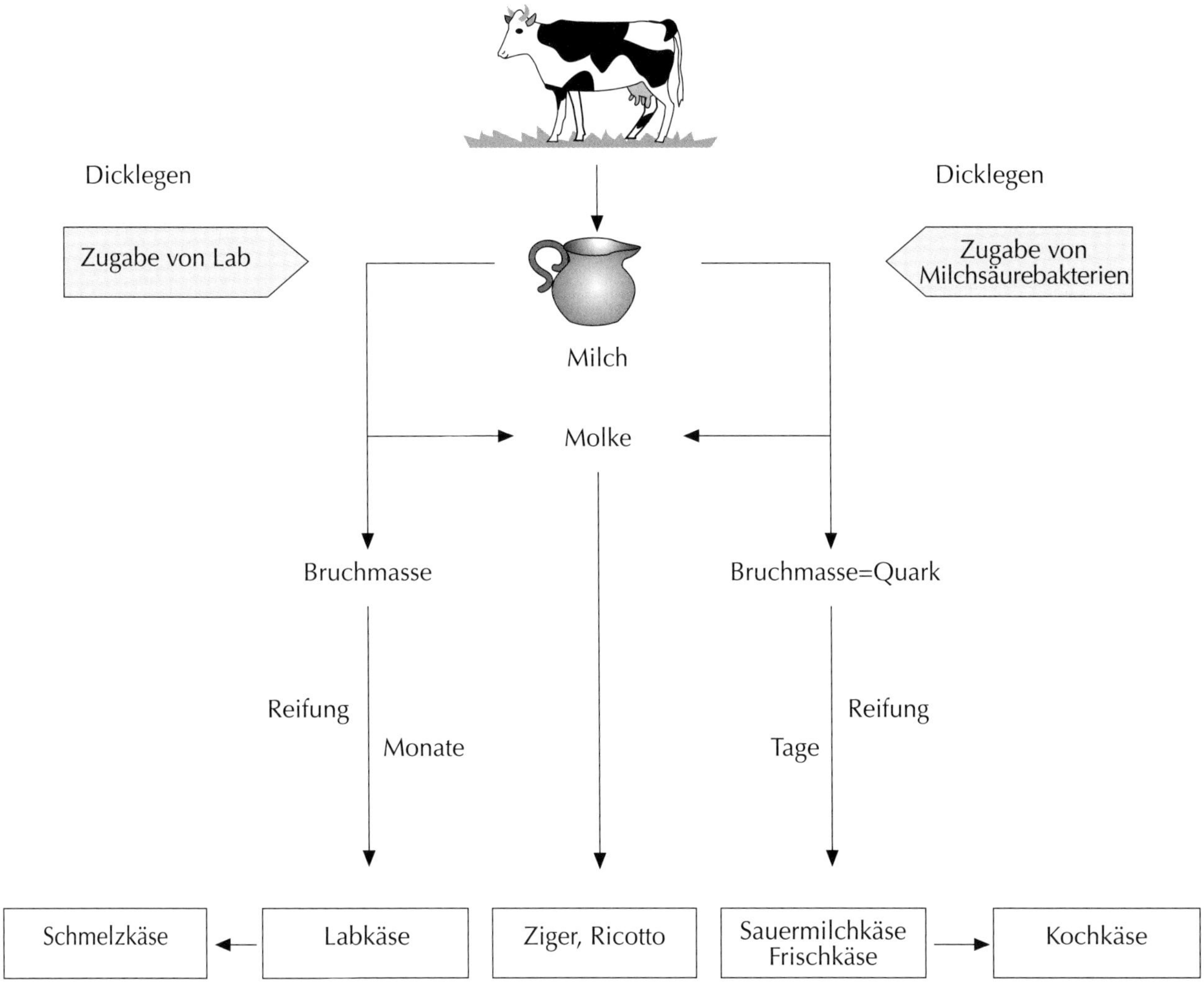

Trage hier passende Käsesorten ein, die du im Supermarkt-Angebot gefunden hast:

______	______	______	______	______
______	______	______	______	______
______	______	______	______	______
______	______	______	______	______
______	______	______	______	______

1. Fachlicher Hintergrund

Süßes wurde schon immer gerne gegessen. Seit Urzeiten gehören zuckerhaltige Frucht- und Pflanzensäfte ebenso wie Honig zu den beliebtesten Nahrungs- und Genussmittel der Menschen. Moderne Anbau und Verarbeitungsmethoden machten Rohrzucker im Laufe der Zeit immer billiger. So wurde es auch immer einfacher, Lebensmittel und Genussmittel mit Zucker zu versüßen. In Supermärkten wird heute eine große Auswahl verschiedener Süßigkeiten angeboten. Etwas versteckter finden sich große Zuckermengen in Limonaden und Cola-Getränken, Joghurts und Pausensnacks.

Zucker ist ein Energielieferant. 100 g Zucker liefern 1650 kJ (394 kcal). Doch dieses Nahrungsmittel enthält weder Vitamine noch Mineral- oder Ballaststoffe. Es ist ein leerer Energieträger. Dabei spielt der Zuckertyp keine Rolle. Dies gilt für Glucose (Traubenzucker), Fructose (Fruchtzucker), Saccharose (Rohrzucker), Lactose (Milchzucker), Maltose (Malzzucker) soweit diese Zuckersorten raffiniert sind. Weniger stark gereinigt sind Sirupe (z. B. Rübensirup und Ahornsirup) und Honig, der aus einem Gemisch sehr unterschiedlicher Zucker und anderer Inhaltsstoffe besteht. Im Haushalt dient Zucker nicht nur als Süßungsmittel, sondern auch als Konservierungsmittel (Marmelade), eventuell auch als Aroma- und Farbstoff (Vanillezucker, Zuckercoleur). Dem gegenüber unterscheidet man künstliche Süßungsmittel.

Zuckeraustauschstoffe nennt man Stoffe, die im Austausch gegen Zucker eingesetzt werden können. Sie dienen Diabetikern als Ersatz, da sie langsamer vom Körper aufgenommen werden können und zunächst ohne Insulin im Körper verwertet werden. Die Energiemenge beträgt – ähnlich wie bei Rohrzucker – 8-16 kJ/g.

Beispiele: Sorbit, Xylit, Mannit, Isomalt, Maltit.

Süßstoffe sind demgegenüber chemische Verbindungen mit einer Süßkraft, die diejenige des Zuckers um das 10- bis 3000fache überschreitet, und die – mit Ausnahme von Aspartam – keinen Brennwert haben.

Beispiele: Saccharin, Cyclamat, Aspartam, Acesulfam, Thaumatin (natürliches Protein aus reifen Früchten des im afrikanischen Regenwald vorkommenden Strauches Thaumatococcus daniellii: mehrere tausendmal süßer als Saccharose).

2. Auswertung

Vor Versuchsbeginn sollten die Begriffe „Zucker", „Zuckeraustauschstoff" und „Süßstoff" den Schülern geläufig sein. Da im Supermarkt manche Zuckeraustauschstoffe und viele Süßstoffe nicht rein, sondern nur als Gemisch zu erhalten sind, hier die Bezugsquellen für ausprobierte Süßungsmittel:

- im Supermarkt: Saccharose, Fructose, Candrel Streusüße (enthält Aspartam)
- in Läden, die „Hobbythek"-Artikel anbieten, z. B. „Spinnrad": Isomalt, Xylit (in solchen Geschäften ist auch das im Rezept nötige Fruchtaroma erhältlich).

Die Stammlösungen der Süßungsmittel sollten von der Lehrkraft angesetzt werden (Zucker und Zuckeraustauschstoffe zu jeweils 32 g/l Wasser, Canderel Streusüße 4 g/l. Außer Aspartam ist noch der Füllstoff Maltodextrin enthalten).

Beim Vergleich derjenigen Konzentrationen, die als eindeutig süß empfunden werden, zeigt sich deutlich, dass Fructose eine etwas höhere Süßkraft, Isomalt eine geringere Süßkraft und der Süßstoff eine wesentlich höhere Süßkaft als Saccharose besitzen. Da innerhalb einer Klasse mehrere Gruppen das gleiche Süßungsmittel untersuchen, sollte auch auf die verschiedenen Ergebnisse eingegangen werden (es ist zu beachten, dass Süßkraft nicht objektiv messbar ist).

Im Anschluss an diesen Versuch könnte z. B. eine Ausstellung von Lebensmitteln aus dem Supermarkt, die die Süßungsmittel enthalten, organisiert werden. Es lässt sich auch eine Diskussion über die Einschätzung des gesundheitlichen Nutzens oder Schadens anschließen.

Name:	Klasse:	Datum:

Süß ist nicht gleich süß!

Süße Speisen sind immer eine Verlockung. Geht man durch einen Supermarkt, so findet man mehr und mehr Lebensmittel, die nicht mit Zucker gesüßt werden, sondern mit Zuckeraustauschstoffen oder Süßstoffen. Neben den Diabetikern (Zuckerkranken) wählen zunehmend auch andere Verbraucher diese Produkte aus – sei es aus Schlankheitsgründen oder um die Zähne vor Karies zu schützen.

Jede Arbeitsgruppe benötigt:

- Stammlösung eines der zur Verfügung stehenden Süßungsmittel
- Becherglas mit Leitungswasser
- 100 ml Messzylinder
- Becher zum Verkosten

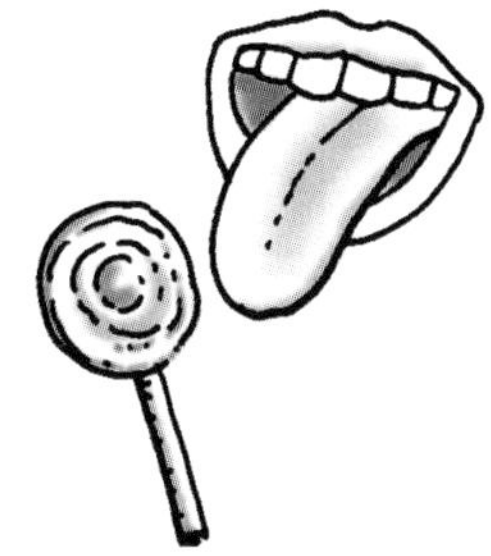

Geschmackstest

Beim folgenden Experiment solltet ihr mindestens zu Zweit arbeiten:

1. Entscheidet euch für die Stammlösung eines der zur Verfügung stehenden Süßungsmittel.
2. Stellt eine Verdünnungsreihe her und geht dabei folgendermaßen vor:

	Zucker/ Zuckeraustauschstoffe	Süßstoff
Prüflösung 1 (Stammlösung)	enthält 32 g/l	enthält 0,16 g/l
Prüflösung 2 (50 ml Stammlösung + 50ml Wasser)	enthält 16 g/l	enthält 0,08 g/l
Prüflösung 3 (25 ml Stammlösung + 75 ml Wasser)	enthält 8 g/l	enthält 0,04 g/l
Prüflösung 4 (10 ml Stammlösung + 70 ml Wasser)	enthält 4 g/l	enthält 0,02 g/l
Prüflösung 5 (5 ml Stammlösung + 75 ml Wasser)	enthält 2 g/l	enthält 0,01 g/l

3. So wird geprüft:
   a) Spült den Mund zunächst mit Wasser aus und macht euch mit dem Geschmack des Wassers vertraut.
   b) Nehmt etwa 15 ml der ersten Prüflösung in den Mund und verteilt sie auf allen Teilen der Zunge. Tragt in die unten stehende Tabelle ein, was ihr bemerkt.
   c) Verfahrt genau so mit den übrigen Prüflösungen. Achtung: Zwischen dem Verkosten der einzelnen Lösungen sollte man den Mund mit Wasser ausspülen und anschließend etwa eine Minute abwarten.

Name des Süßungsmittels	kein Unterschied zum Kontrollwasser	Veränderung gegenüber Kontrollwasser, Geschmacksart aber nicht erkennbar	süßer Geschmack
Prüflösung 1			
Prüflösung 2			
Prüflösung 3			
Prüflösung 4			
Prüflösung 5			

Nach der Arbeit nun das Vergnügen! Überredet doch einmal euren Lehrer oder eure Lehrerin dazu, das folgende Rezept mit euch auszuprobieren:

Isomalt in einer beschichteten Pfanne unter ständigem Rühren vorsichtig schmelzen und vom Feuer nehmen (1-2 Minuten abkühlen lassen). Je nach Isomaltmenge 1 Teelöffel bis 1 Esslöffel Fruchtsirup untermischen und auf Zahnstocher gespießte kleine Früchte (z. B. Weintrauben, Pflaumen, Kirschen oder Mirabellen) in die heiße Isomaltmasse tauchen. Zum Erkalten mit dem Stiel in ein Styroporstück oder ein Klümpchen Plastilin stecken. Schmeckt's?

1. Fachlicher Hintergrund

Zucker ist als schnellverdauliches Kohlenhydrat wichtiger Bestandteil unserer Ernährung. Aber Zucker ist auch Schadstoff, wenn er übermäßig konsumiert wird. Und das wird er: Über 30 kg nimmt jeder Mitteleuropäer jährlich zu sich. 1850 waren es noch weniger als 3 kg!

Da Zucker in den ursprünglichen Nahrungsmitteln der Menschen nur selten in reiner Form enthalten ist, könnte dies eine Erklärung dafür sein, warum wir besonders scharf auf „süße" Nahrungsmittel sind. Wenn nun plötzlich ein Überangebot an Zuckerhaltigem herrscht, werden wir zu übermäßiger Aufnahme verleitet. Da Zucker ganz schnell aus dem Verdauungstrakt absorbiert wird, sättigt er kaum., ein weiterer Grund für übermäßige Aufnahme zuckerhaltiger Nahrungsmittel. Die Folge: wenn die Kohlenhydratspeicher in Leber und Muskulatur voll sind, wird der Überschuss in Form von Fett im Fettgewebe gespeichert (Übergewicht).

Die weiteren Folgen einer sehr zuckerhaltigen Nahrung:
- Unterversorgung mit Vitaminen und Mineralstoffen (da der Zuckerstoffwechsel sie verbraucht)
- Zahnkrankheit Karies (beim Verzehr bilden sich schon in der Mundhöhle Butter-, Propion-, Milch- und Essigsäure. Ab einer gewissen Konzentration können sie den Zahnschmelz angreifen. Dies führt dazu, dass verschiedene Bakterien nun in den Zahnkörper eindringen und dort Fäulnisherde entstehen.)

Zuckerrohr wurde bereits 10.000 v. Chr. in Neuguinea kultiviert. Die Zuckerkristallisation und später die Raffination zur Gewinnung von Weißzucker wurde im 4. bzw. 7. Jahrhundert in Indien entwickelt. In Europa galt Zucker lange Zeit als kostbarer Luxusartikel. Im 16. Jahrhundert brachte Kolumbus das Zuckerrohr von den Kanarischen Inseln nach Amerika. Das „süße Leben" in Europa konnte sich dank eines brutalen Dreiecksgeschäftes entwickeln: Waffen wurden von Europa nach Afrika verschifft, von Afrika in die Karibik wurden schwarze Sklaven transportiert und von der Karibik nach Europa der durch Sklavenarbeit gewonnene Zucker des Zuckerrohrs. Nach heutigen Schätzungen haben die Europäer insgesamt 10 Millionen afrikanische Sklaven in die Neue Welt verschifft.

Für die immer weiter steigende Nachfrage nach Zucker in Europa war außer dem Preisverfall auch die Verbreitung der Getränke Tee, Kaffee und Kakao entscheidend.

Zuckerrübe. Erst im Jahre 1749 entdeckte der Berliner Apotheker und Chemiker Markgraf, dass einige Rübenarten erhebliche Zuckeranteile enthalten. Napoleons Kontinentalsperre verhalf der Rübenzuckerproduktion in Mitteleuropa zu einem ersten Aufschwung. Um das Jahr 1800 konnten erstmals 250 Tonnen Rüben zu Zucker verarbeitet werden. Lange Zeit wurde der Zuckerrübenanbau subventioniert. Heute gibt es in der EU einen gewaltigen Zuckerüberschuss. Dadurch sind die Weltmarkpreise für Zucker immer weiter in den Keller gegangen, was typischen Zucker-Exportländern wie Kuba und den Philippinen sehr geschadet hat.

Rohrzucker oder Saccharose ist ein Zweifachzucker, der aus einem Fructose- und einem Glucosemolekül besteht. Traubenzucker (Glucose) hat seinen Namen nach seinem fast reinen Vorkommen in Weintrauben, wird aber heute in der Regel durch Hydrolyse von Stärke (z. B. Maisstärke oder Kartoffelstärke) gewonnen. Malzzucker (Maltose) besteht aus zwei Glucosemolekülen und kann enzymatisch aus Getreidestärke (z. B.Gerste) gewonnen werden.

2. Auswertung

Zucker wird als Raffinade, Würfelzucker, Puderzucker, in Zuckerhüten, als brauner Zucker, Kandiszucker weiß oder braun, als Hagelzucker oder Gelierzucker (für die Marmeladeherstellung) angeboten. Außerdem ist er in vielen Lebensmitteln und Getränken enthalten (Blick auf die Inhaltsstoff-Angabe!)

Es soll zunächst der besondere Wert des Zuckers als schneller Energielieferant für unseren Körper herausgestellt werden: Zur Aufnahme sind praktisch keine Verdauungsschritte nötig, Traubenzucker dient deshalb als Energienahrung beim Leistungssport!

Die Frage, wie es zu dem Zuckerüberangebot kam, leitet zu den oben angegebenen historischen, geografischen und ökonomischen Aspekten über.

Name:	Klasse:	Datum:

24

1. Zucker wird im Supermarkt in unterschiedlichen Formen angeboten. Schreibe Beispiele auf.

Würfelzucker

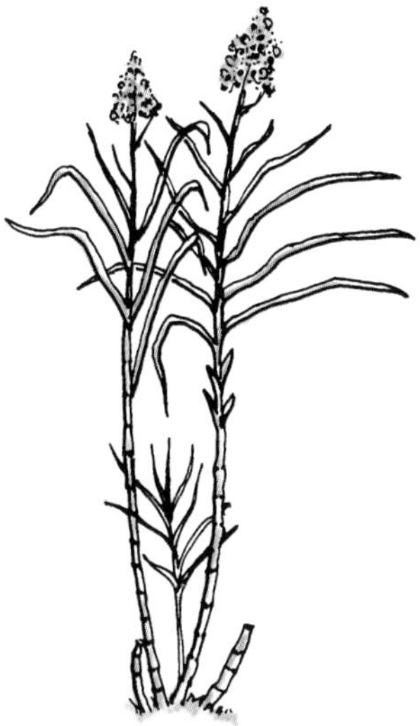

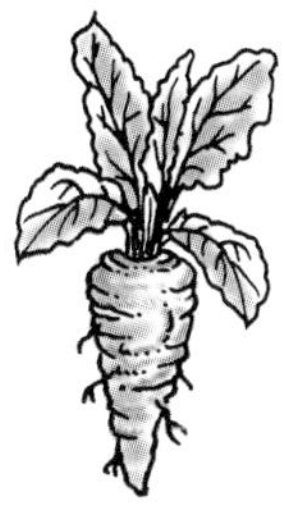

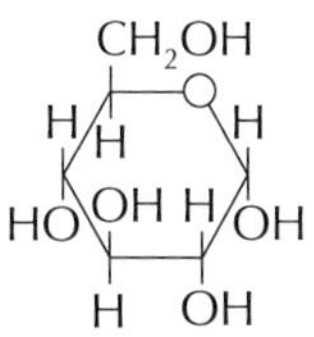

Traubenzucker

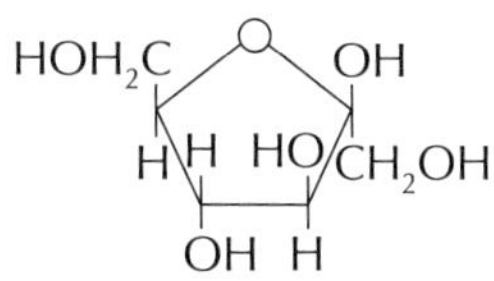

Fruchtzucker

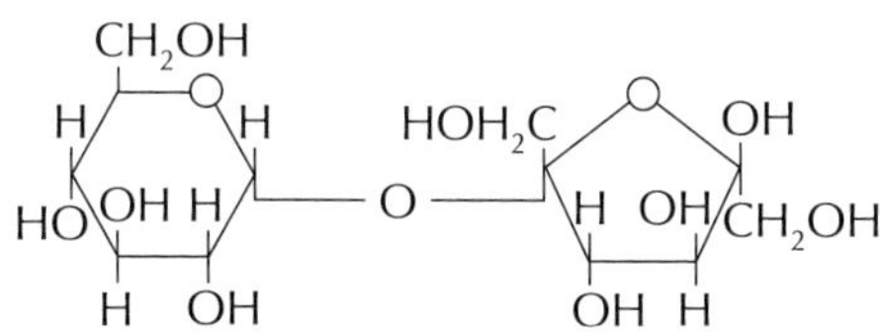

Rohrzucker

2. Welche Beziehung besteht zwischen der chemischen Zusammensetzung von Rohrzucker, Fruchtzucker und Traubenzucker?

3. In vielen Lebensmitteln, die du im Supermarkt kaufen kannst, sind erhebliche Mengen Zucker enthalten. Die enthaltene Zuckermenge ist in der Regel auf der Packung angegeben. Suche Produkte mit einem Zuckergehalt von 10 oder mehr Prozent und lege eine Tabelle an.

Lebensmittel	Zuckergehalt in %

4. Versuche abzuschätzen, wieviel Zucker du in der letzten Woche (7 Tage) mit der Nahrung aufgenommen hast. Bedenke bei deiner Berechnung, dass auch in vielen Getränken (Limonade, Cola) erhebliche Zuckermengen enthalten sein können.

5. Überlege ob es dir möglich wäre, deinen Zuckerkonsum etwas einzuschränken. An welchen Stellen würde es dir am leichtesten fallen, etwas zu sparen?

1. Fachlicher Hintergrund

Der Berufsstand des Zeidlers (= Imker) war im Mittelalter sehr angesehen. Der von ihm gewonnene Honig war über Jahrhunderte die einzige zugängliche Süßquelle, um Speisen der unterschiedlichsten Art zu versüßen. Demgegenüber kennen die meisten Schüler heute Honig nur als Brotaufstrich. Im höchsten Fall haben sie schon einmal einen Gesundheitstee mir Honig versüßt. Das Kolonialzeitalter brachte zunächst den Rohrzucker, etwas später (ausgelöst durch die napoleonische Kontinentalsperre) auch den Rübenzucker in unsere Haushalte. Was ursprünglich sehr kostbar war, ist mittlerweile sehr billig, während Honig seinen ursprünglichen Wert beinahe behalten hat. Es ist deshalb nicht verwunderlich, dass er heute als Süßungsmittel eigentlich keine Rolle mehr spielt. Dabei sollte man nicht vergessen, dass die traditionsreiche Zubereitung von Speisen und Getränken mit Honig auch ihre Vorteile hat. Denn im Gegensatz zu Zucker enthält Bienenhonig eine Vielzahl von Inhaltsstoffen. Einige von ihnen haben gesundheitsfördernde Eigenschaften. Die Zubereitung von Speisen mit Honig als Ersatz für Zucker macht die Speisen deshalb in der Regel gesünder. Aufgrund der Vielzahl unterschiedlichster Geschmacksrichtungen und Sortenhonigen lassen sich die Speisen damit nicht zuletzt auch geschmacklich vielseitiger zubereiten.

Schließlich sollte man nicht vergessen, dass der Honigwein, der Met, vermutlich das älteste den Menschen bekannte alkoholische Getränk ist.

2. Auswertung

Lassen Sie einige ausgesuchte Rezepte im Unterricht oder als Hausaufgabe ausprobieren. Durch einen solchen handlungsorientierten Unterricht wird den Schülern die Bedeutung des Honigs als Süßungsmittel besonders dauerhaft in Erinnerung bleiben.

Das auf dem Arbeitsblatt vorgeschlagene Erstellen eines Honigkochbuches kann methodisch unterschiedlich durchgeführt werden:

1. Kleingruppen von 3-5 SchülerInnen erstellen jeweils ein gemeinsames Honigkochbuch. Ergebnis sind einige unterschiedliche Kochbücher in der Klasse.
2. Kleingruppen von 3-5 SchülerInnen stellen unterschiedliche thematisch begrenzte Teile des Honigkochbuches her (z. B. Nachspeisen, Getränke, Gebäck ...). Anschließend werden alle Teilergebnisse zu einem gemeinsamen, umfangreichen Honigkochbuch vereint und für alle vervielfältigt.
3. Jede(r) Schüler(in) erstellt ein Blatt für ein gemeinsames Honigkochbuch der Klasse. Zuvor ist eine Abstimmung der Inhalte notwendig, um Doppelungen zu vermeiden.

Als Ergänzung zur Erstellung dieses Honigkochbuches sollten Sie dafür sorgen, dass es zu einer passenden Gelegenheit (z. B. beim Elternabend, dem Tag der offenen Tür oder während einer Projektwoche) einem breiteren Publikum zugänglich gemacht wird. Am besten verkaufen sich Honigkochbücher, wenn gleichzeitig Kostproben der enthaltenen Rezepte probiert werden können.

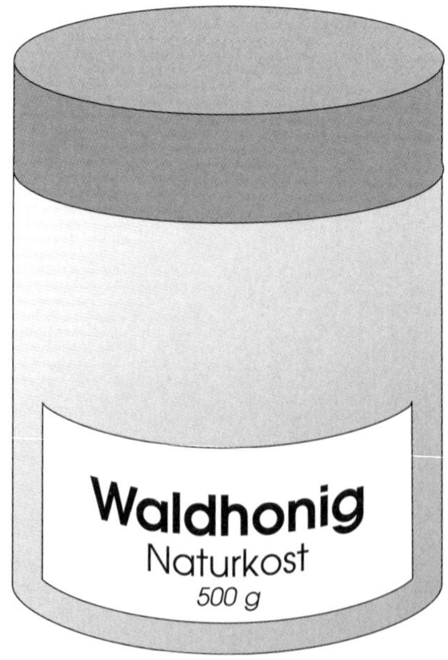

Name: **Klasse:** **Datum:** **25**

Honig war über viele Jahrhunderte die einzige Quelle zum Süßen von Speisen. Erst in der Kolonialzeit gelangte Europa an den billigeren raffinierten Rohrzucker. Dadurch geriet die Anwendung von Honig in der Küche nahezu in Vergessenheit. Das ist bedauerlich, weil dem menschlichen Gaumen dadurch eine geschmackliche Vielfalt vorenthalten wird.

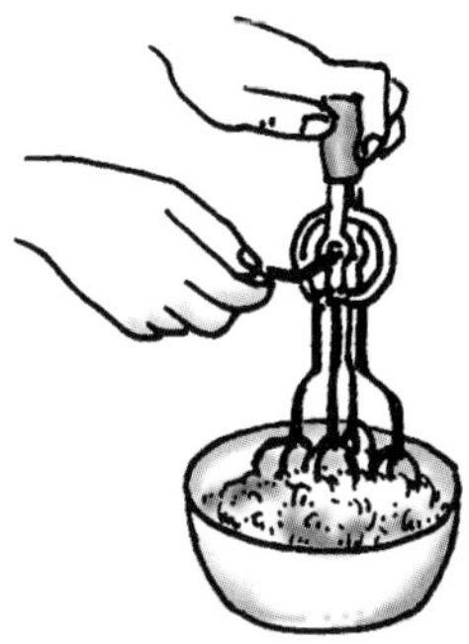

Honigfruchtsalat

Obst nach Wahl (z. B. 3 Äpfel, 3 Orangen, 3 Bananen)
4 Essl. gemahlene Nüsse
4 Essl. flüssigen Honig
Saft einer Zitrone

Die Früchte schälen und in Würfel schneiden. Den Zitronensaft und Honig zugeben und untermengen. Mit den Nüssen bestreuen und kalt servieren.

Du brauchst:

- Papier und Bleistift
- Literatur zum Thema „Honig" und
- „Kochen mit Honig"
- Honig
- eine Küche mit Kochutensilien
- Zutaten je nach Rezept.

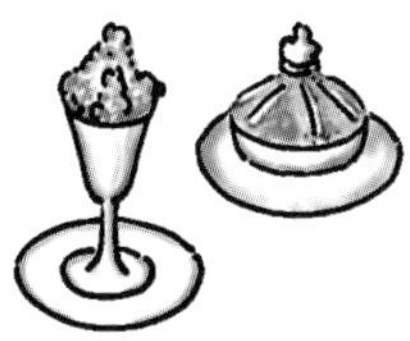

Aufgaben

1. Finde heraus, bei welcher Zubereitung von Speisen Honig Anwendung finden kann (z. B. Getränke, Gebäck, Kochgerichte, Obstgerichte usw.). Nutze dazu die Schulbibliothek oder auch die Stadtbücherei bzw. einen Buchladen.
2. Suche einige Kochrezepte heraus, in denen Honig verwendet wird.
3. Probiere eines der gefundenen Rezepte oder eines der hier vorgestellten Rezepte aus.
4. Sammle alle gefundenen Rezepte in einem „Honigkochbuch". Um ein möglichst umfangreiches Kochbuch zustande zu bringen, ist es günstig, wenn du dir mit den anderen Schülerinnen und Schülern der Klasse die Arbeit teilst. Steht nicht bald ein Elternabend ins Haus? Oder gibt es einen Tag der offenen Tür? Das wäre eine Gelegenheit, zusammen mit Honigzubereitungen euer Kochbuch zum Verkauf anzubieten (zugunsten der Klassenkasse).

Honigschnee

- 2 Eiklar
- 2 Essl. Zitronensaft
- 3 Essl. flüssigen Honig
- Prise Salz

Eiweiß schaumig schlagen, Zitronensaft und Salz zugeben, weiter schlagen bis die Masse steif wird. Anschließend den Honig unter ständigem Rühren langsam untermengen. Kalt mit z. B. Fruchtsalat oder Pudding servieren.

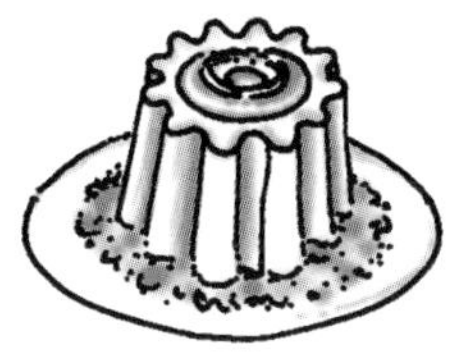

Honiglebkuchen

250 g Zucker, 250 g Honig, 1½ Eier, 60 g Zitronat, 60 g Orangeat, 60 g Haselnüsse, 1½ Essl. Kakao, 10 g Zimt, 5 g Nelken, 625 g Mehl, 1¼ Backpulver.

Glasur: Puderzucker, Zitronensaft, Wasser, Eigelb (zum Bestreichen), halbierte Mandeln zum Belegen)

Den Honig zergehen lassen (nicht zu heiß werden lassen!), mit Zucker und den Eiern schaumig rühren, Zitronat, Orangeat und Nüsse zusammen mit allen Geschmackszutaten beigeben, mit Backpulver und Mehl gut durchkneten. Eventuell noch 1-2 Handvoll Mehl darunter arbeiten. Teig kurze Zeit stehen lassen, ½ cm dick ausrollen, ausstechen und hellbraun backen. Blech zuvor gut einfetten. Nach dem Backen glasieren und mit den Mandeln verzieren.

1. Fachlicher Hintergrund

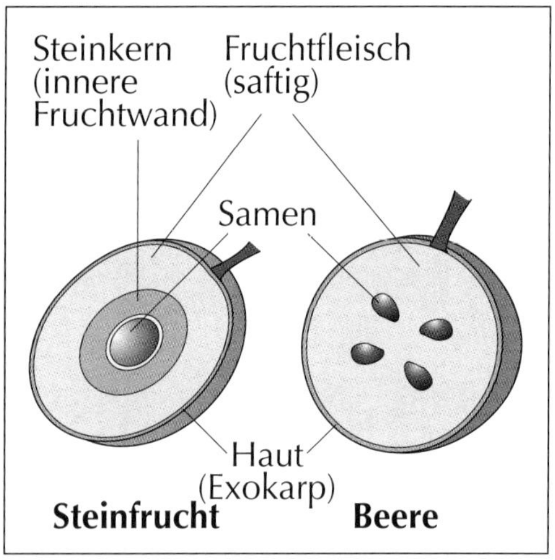

Typisch für die Pflaumen-Unterfamilie (Prunoideae) der Rosengewächse ist eine *Steinfrucht*, die aus einem oberständigen Fruchtblatt entsteht, und die nur einen Samen enthält, der von einer festen inneren Fruchtwand umgeben ist („Steinkern"). Bei Kirschen sind diese Steinkerne rund und flach, bei Pflaumen, Zwetschgen und Aprikosen sind sie abgeflacht, beim Pfirsich sind sie nur schwach abgeflacht aber dafür stark skulpturiert. Der Steinkern der Mandel ist langgestreckt und weist charakteristische runde Poren auf, die wie Einstiche aussehen. Typisch für den Aufbau einer Steinfrucht ist die Gliederung der aus dem Fruchtknoten entstandenen Fruchtwand in einen fleischigen äußeren und einen harten inneren Teil. Dieser fehlt den Beerenfrüchten, bei denen die Samen direkt im Fruchtfleisch liegen (Beispiel: Tomate, Stachelbeere).

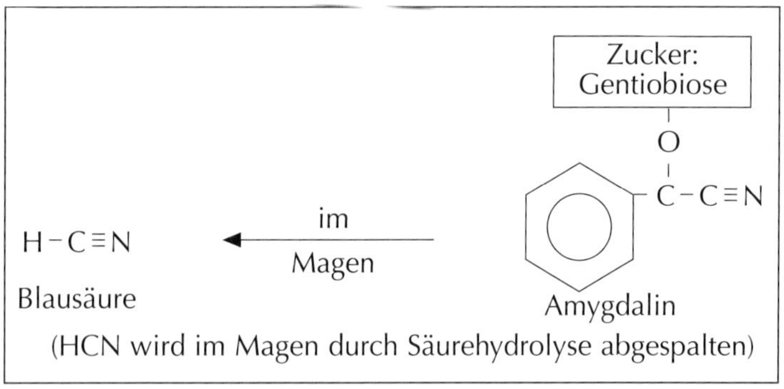

Die fleischigen Hüllen von Beeren und Steinfrüchten dienen der Samenverbreitung: Tiere fressen die Früchte und spucken die Samen bzw. die Steinkerne mit den Samen aus oder scheiden sie unverdaut aus. Viele Früchte aber auch viele Samen werden für die menschliche Ernährung genutzt. Auch in den Samen sind Nährstoffe – meist in sehr konzentrierter Form (Fett, Öl, Stärke, Eiweiße) – enthalten. Sie dienen dem Keimling als erste Nahrung. Darüber hinaus enthalten viele Samen – wie Erdnüsse, Cashews, Pistazien und insbesondere die Mandeln – ein besonders feines Aroma, das sie geradezu prädestiniert für die Verwendung in der Konditorei oder bei der Herstellung von leckeren Süßigkeiten.

Oft ist dieser besondere Wohlgeschmack jedoch bei Wildformen nicht vorhanden. Sie enthalten z. T. sogar – wie die „Bittere Mandel" – Bitterstoffe, Gerbstoffe oder andere, für unseren Gaumen abschreckende Stoffe. Die Giftwirkung des Amygdalins in der Wilden Mandel ist nicht zu unterschätzen. Bei der Verdauung im Magen wird von Amygdalin das Atmungsgift Blausäure abgespalten.

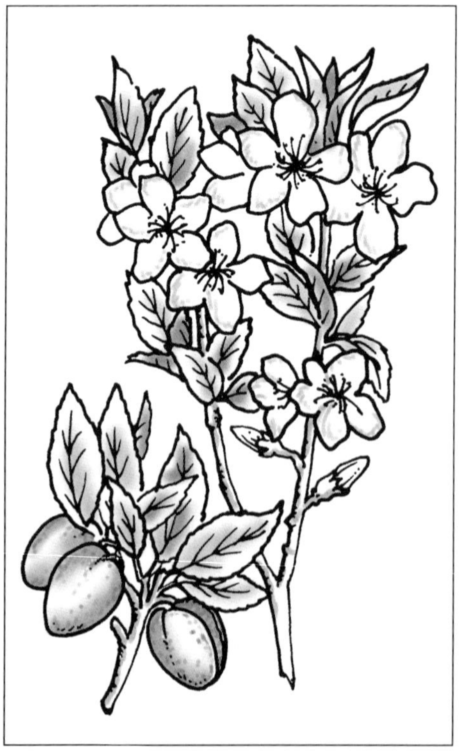

2. Auswertung

Im Supermarkt findet man Mandeln und Produkte aus Mandeln an mehreren Stellen, vor allem aber in der Backwarenabteilung und bei den Süßwaren. Trotzdem können sich nur wenige Leute die Mandelfrüchte und gar die ganze Pflanze, den Mandelbaum, vorstellen. In Mitteleuropa kommen sie nur in den mildesten Lagen vor, aber im Mittelmeergebiet kann man ihre cremefarbenen Blüten oft schon Anfang Februar bewundern. Ziel des ersten Arbeitsauftrages ist es deshalb die Beziehung zwischen Mandelkernen und Mandelfrucht herzustellen. Der allseits bekannte Pfirsich kann dabei helfen. Gut geeignet sind aber auch Aprikosenfrüchte, deren Samen z. B. in Afghanistan und Iran wie Mandeln genutzt werden. Nicht schlecht wäre es, wenn einige komplette Mandelfrüchte mit der äußeren noch nicht gänzlich eingetrockneten Fruchtwand gezeigt werden könnten (vielleicht Mitbringsel vom letzten Mittelmeerurlaub?)

Eine besonders beliebte Süßspeise ist Marzipan. Dass sie auch aus Mandeln hergestellt wird, lernt man am besten, wenn man das selbst probiert.

Name:	Klasse:	Datum:

26

Mandeln

- „Äpfel, Nuss und Mandelkern haben alle Kinder gern" ... heißt es in einem Weihnachtsgedicht. Häufig werden Mandeln zum Verfeinern von Speisen verwendet. Suche nach solchen mandelhaltigen Lebensmitteln in einem Supermarkt. Sind es eher Grundnahrungsmittel oder eher Genussmittel?
- In dem Vers werden Mandel„kerne" genannt. Sind Mandeln und Mandelkerne dasselbe? Dies kannst du herausfinden, wenn du in einem Pfirsich nach dem Kern suchst, der der Mandel gleicht. Es ist der Same der Pfirsichfrucht wie die Mandel der Same der Mandelfrucht ist.
- Zeichne die Pfirsichfrucht im Längsschnitt (Same: rot, harter Teil der Fruchtwand: braun, fleischiger Teil der Fruchtwand: gelb).

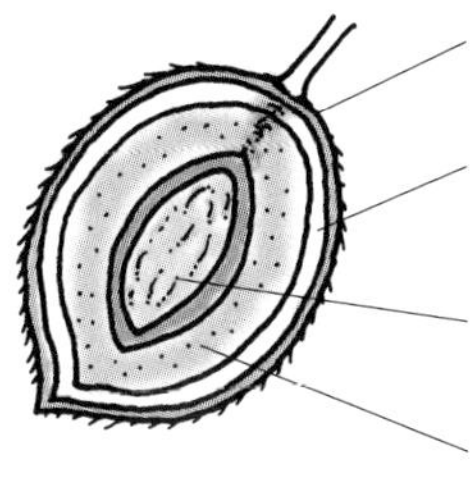

Mandelfrucht

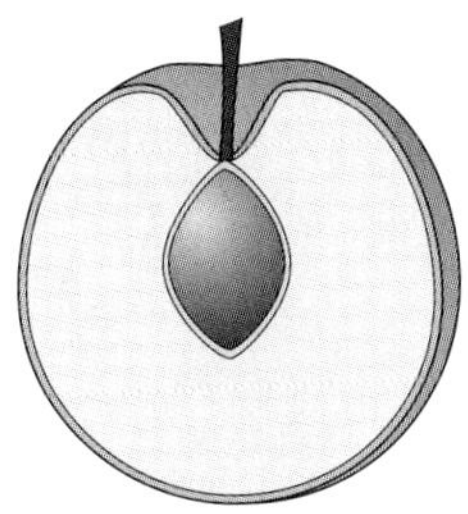

Pfirsichfrucht

Bei der Mandel ist der fleischige Teil der Frucht viel dünner als beim Pfirsich. Er trocknet bis zur Reife aus.

- Früchte, die so aufgebaut sind wie Pfirsich und Mandel, nennt man „Steinfrüchte" (im Gegensatz zu „Beerenfrüchten", bei denen der innere harte Teil der Fruchtwand fehlt). Kennst du andere Früchte, die denselben Aufbau haben wie Pfirsich und Mandel? Vielleicht kannst du einige in der Obstabteilung oder bei den Obstkonserven des Marktes entdecken.

____

____

____

Rezept für Marzipanherstellung

Zutaten:
250 g geschälte süße Mandeln
250 g Puderzucker
2 Eßl. Rosenwasser
1 Eßl. Zitronensaft

Die Mandeln werden in einer Mandelmühle oder einer anderen Mühle fein zermalen und mit Puderzucker und Rosenwasser sowie einem Eßlöffel Zitronensaft zu einem festen Teig verknetet.

Den Teig läßt man an einem kühlen Ort zwölf Stunden durchziehen. Danach läßt sich die Masse nach Belieben zu Figuren oder kleinen Laiben ausformen. Diese werden dann etwa 30 Minuten bei 120 °C im Backofen getrocknet.

Die Haltbarkeit dieser Produkte ist begrenzt. Um sie länger haltbar zu machen, muss die Masse unter ständigem Rühren in einem Kupferkessel erhitzt werden, bis sie nicht mehr am Boden anhaftet.

Quelle: *Römer, J., Ditter, M.* (Hrsg.): Culinaria. Europäische Spezialitäten Band 1. Könemann Köln 1995

1. Fachlicher Hintergrund

Honig ist das für Schülerinnen und Schüler bekannteste Erzeugnis der Honigbienen. Vielen dürfte bekannt sein, dass Kerzen aus Bienenwachs hergestellt werden können. Doch die vielen anderen Produkte, die insbesondere wegen ihrer Heilwirkung eingesetzt werden, sind meist weniger bekannt.

So gibt es zahlreiche Bienenprodukte, die vor allem bei der Herstellung medizinischer Präparate Verwendung finden. Die entzündungshemmende Wirkung von Honig ist bekannt. Aber auch *Propolis,* ein Kittharz, das die Bienen aus Pflanzenharzen, Wachs und Drüsensekreten herstellen und zum Abdichten ihrer Behausungen verwenden, hat diese Eigenschaften. *Pollen und Bienengift* werden gezielt zur Behandlung von Bienengiftallergien verwendet. *Gelee Royal* schließlich, der spezielle Futtersaft für die Aufzucht von Bienenköniginnen, gilt als vitalisierend. Die Darreichungsformen reichen von Cremes, Salben und Tinkturen über Pillen und Tabletten bis hin zu Spritzen.

Diverse Cremes und Salben bilden den Übergang von rein medizinischen Produkten zu kosmetischen Artikeln aus Erzeugnissen der Honigbienen. Nicht selten werden sie in geringen Mengen als werbewirksame „Natur"zusätze in ansonsten „gewöhnliche" Kosmetika gegeben.

2. Auswertung

Ausgangspunkt sollte eine Sachinformation über die verschiedenen Erzeugnisse eines Bienenvolkes sein. Dies kann mit Hilfe des Arbeitsblattes oder durch eigene Nachforschungen (Bibliothek, z. B. Lexika, Internet) erfolgen. Die Aktivitäten im Supermarkt sollten in Absprache mit dem Marktleiter oder sogar unter seiner Anleitung erfolgen. Das Überprüfen von Packungsangaben z. B. bei den diversen „Abkömmlingen" der Cornflakes darf nur gezielt erfolgen, damit der Betrieb und die Ordnung des Marktes nicht gestört werden. Die Aufgaben können auch zu Hause an angebrochenen oder alten Packungen durchgeführt werden. Das breiteste Angebot an Produkten aus dem medizinischen und kosmetischen Bereich bekommt man durch Nachfragen in Drogeriemärkten und Apotheken.

Honig: Süße Flüssigkeit, die die Bienen aus dem Nektar der Blüten oder aus dem Honigtau anderer Insekten durch Eindicken und Fermentierung herstellen. Er diente schon seit alters her den Menschen zum Süßen von Speisen.

Pollen (Blütenstaub): Enthält die männlichen Keimzellen einer Blütenpflanze. Von den Bienen gesammelt, zu Klumpen geformt (Pollenhöschen) und in speziellen Zellen ihres Baus eingelagert. Vom Menschen als Eiweißquelle und zur Desensibilisierung bei Pollenallergien genutzt.

Gelee Royal: Spezieller Futtersaft, mit dem die Arbeiterinnen die Larven füttern, die einmal zu Königinnen werden sollen. Ihm wird eine vitalisierende Wirkung zugeschrieben.

Bienenwachs: Wird in speziellen Drüsen der Honigbienen produziert und zum Bau der Waben verwendet, vom Menschen eingeschmolzen und z. B. in Kerzen gegossen.

Propolis: Gemisch aus Pflanzenharzen, Wachs und Drüsensekreten, das die Bienen zum Abdichten z. B. von Rissen in ihrer Behausung verwenden (Kittharz). Seine bakterienhemmende Wirkung macht es für medizinische Präparate interessant.

Bienengift: Gift aus den Giftdrüsen der Bienen. Dient der Verteidigung durch den Stachel, findet Verwendung in der Medizin bei der Desensibilisierung von Bienengiftallergikern.

Name:	Klasse:	Datum:

Nahrungsmittel mit Honig

1. Frage in einem Supermarkt, in welchen Produkten sich Erzeugnisse der Honigbienen wiederfinden lassen. Schreibe einige auf.
2. Überprüfe einige Packungsangaben auf eine Verwendung von Produkten der Honigbiene.

Produkt	Art des Nahrungsmittels	Honiganteile lt. Etikett

Der Bienenstock als Apotheke – gesunde Produkte der fleißigen Immen

1. Erkundige dich in Drogeriemärkten (Drogerien, Apotheken) nach Produkten, in denen Bienenprodukte enthalten sind. Schreibe den Anwendungsbereich auf.

Produkt	Anwendungsbereich

2. Informiere dich über die unterschiedlichen Produkte, die die Honigbienen hervorbringen (Bücher, Lexika oder Internet).

1. Fachlicher Hintergrund

Das Schwein als Haus- und Nutztier soll hier in seiner Funktion als Fleischlieferant für die menschliche Ernährung dargestellt werden. Im Vordergrund steht eine einfache Warenkunde.

Schweinefleisch macht mit etwa 50 kg pro Kopf (bezogen auf das Schlachtgewicht) über 50 % des Fleischverbrauches aus. Der Fleischverbrauch ist seit 1988 stetig leicht rückläufig. Scheinefleisch, das heute verkauft wird, stammt von jungen Tieren, die 6-7 Monate gemästet werden und dann ein Gewicht von 90-120 kg haben.

Folgende Teilstücke sind in der Kopiervorlage eingezeichnet:

Schinken: Größtes Stück des Schlachttieres (etwa 25 %). Es wird normalerweise zerlegt in Ober- und Unterschale, woraus typischerweise Schnitzel geschnitten werden. Es eignet sich auch zum Braten.

Kotelett: Wenn der Rückenspeck entfernt ist, werden daraus geschnitten: Mit Knochen: Koteletts / ausgelöst: Steaks / gepökelt, geräuchert: Kassler / ausgelöst, gepökelt und geräuchert: Lachsschinken.

Hals (Kamm): Ebenfalls mit und ohne Knochen verarbeitet, enthält einen höheren Fettanteil, wird zum Grillen und Braten verwendet.

Schulter (Bug): Fleischreiches Stück, das zerlegt zum Braten verwendet wird.

Filet: Zartes, fettarmes Fleisch.

Bauch: Fettreicheres Stück, zerlegt wird es zum Grillen verwendet. Der überwiegende Teil wird verarbeitet (geräuchert oder zu Wurstwaren). Die Knochen werden als Schälrippen (Spare ribs) zum Grillen verwendet.

Eisbein: Hoher Knochenanteil. Gepökelt und gekocht als Eisbein verwendet.

2. Auswertung

Im Vordergrund dieser Einheit steht eine kleine Übersicht über die Vielfalt des Warenangebotes von Schweinefleisch. Qualitätsmerkmale von Fleisch sowie die Probleme, die durch das Einkreuzen stressempfindlicher aber magerer Schweinerassen geschaffen wurden (PSE-Fleisch = **p**ale, **s**oft, **e**xudive = bleich, weich, wässrig) können Themen der unterrichtlichen Aufbereitung sein. Wichtig sind die Gespräche der Schülerinnen und Schüler mit dem Fachpersonal, wie sie auch beim normalen Einkauf stattfinden sollten. Fragen könnten zum Beispiel sein:

- Gehört die Metzgereiabteilung zum Supermarkt oder wurde sie durch einen ortsansässigen Metzger gemietet?
- Wo ist die Fleischabteilung untergebracht? (meist am Ende des Marktes)
- Wozu werden die in der Kopiervorlage angegebenen Fleischstücke verwendet?
- Welche Stücke eignen sich zum Pökeln und Räuchern?
- Welche landschaftstypischen Namen gibt es für die jeweiligen Fleischstücke? Woher kommen diese Namen? (z. B. Kassler benannt nach einem Berliner Metzgermeister, nicht nach der Stadt Kassel).
- Schließlich sollte auch die Frage nach dem Kilopreis der Fleischstücke eine Rolle spielen. Er zeigt, dass Fleisch in den letzten Jahren nicht teurer geworden ist.
- Wie hat sich die Qualität entwickelt?

Name:	Klasse:	Datum:

28

Im Bild sind einige Schweinefleischstücke nach ihrer Herkunft aufgeführt. Trage die Namen ein (eine Hilfe findest du unten) und frage den Metzger nach dem Preis für das Kilogramm.

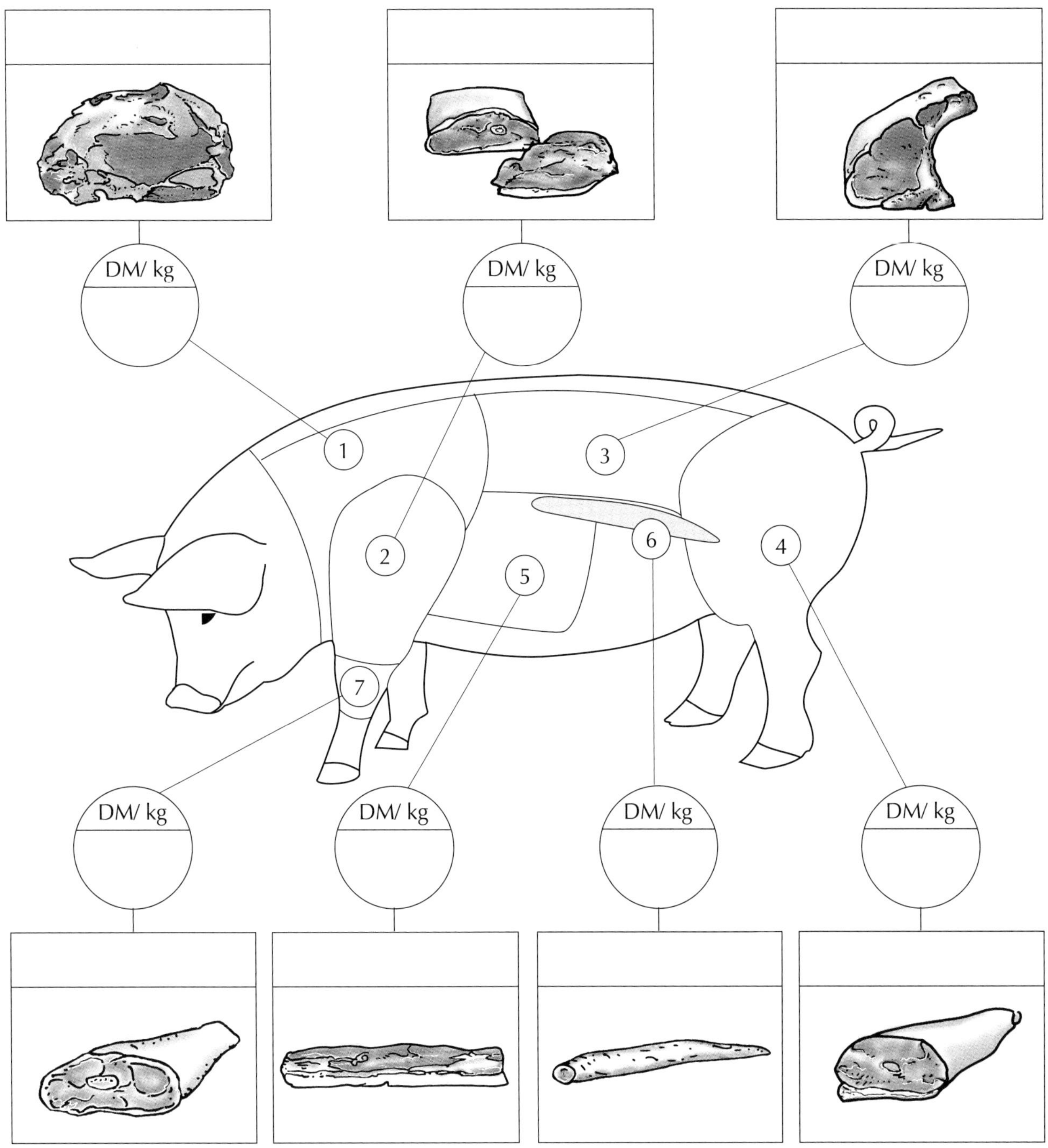

„Wertvolle" Teilstücke sind Schinken, Kotelett, Filet, Hals und Schulter. Teilstücke mit mehr Fett als Knochen sind Bauch und Eisbein.

Aus welchem Stück werden Schnitzel geschnitten? ______________________________

Welche Innereien werden vom Schwein angeboten? ______________________________

____

1. Fachlicher Hintergrund

Essgewohnheiten sind sehr stark traditionsgebunden. Dies wird besonders deutlich, wenn man die Tabus und Vorlieben unterschiedlicher Kulturkreise vergleicht. Ernährungsphysiologisch wäre ein sehr viel breiteres Angebot möglich, als es normalerweise in Supermärkten realisiert und von Verbrauchern genutzt wird.

Fleisch besteht aus Muskelgewebe. Muskel, Muskelzellen und Muskelgewebe findet man nur bei Tieren. Allerdings kommen Muskelzellen und Muskelgewebe von den niedersten bis zu den höchsten Tieren vor und entsprechend vielfältig sind die Möglichkeiten, dieses eiweißreiche Gewebe für die menschliche Ernährung zu nutzen. Die Tabelle gibt das Ergebnis einer Befragung „Von welchen Tieren würdest du Fleisch **nicht** essen?" wieder. Befragt wurden 15 Studierende für das Lehramt Biologie an Grund- und Hauptschulen bzw. Realschulen. Keine/ keiner der Befragten war Vegetarier/in.

Wie die Befragungsergebnisse zeigen, würden alle 15 Fleisch vom Schwein essen. Lediglich eine Personen würde kein Rindfleisch essen. Als Grund wurde BSE angegeben (Befragungsaktion Dez. 1998). Aber schon mehr als die Hälfte ekeln sich vor Ziegenfleisch. Die starke Ablehnung von Känguruhfleisch oder Straußenfleisch zeigt, dass die Befragten der sog. Feinschmeckerszene eher fern stehen, denn beide Fleischsorten werden mittlerweile in Deutschland durchaus angeboten.

2. Auswertung

Bei der Auswertung soll die starke Traditionsgebundenheit der Essgewohnheiten deutlich werden, die rationalen Überlegungen nur schwer untergeordnet werden kann. Umgekehrt ergibt sich daraus für die Ernährungserziehung, dass man mit rationalen Argumenten alleine kaum jemanden dazu bringen kann, sein Ernährungsverhalten und seine Essgewohnheiten zu verändern.

Von welchen Tieren würdest du kein Fleisch essen?

Tier	Grund				Tier	Grund			
(Anzahl derer, die nicht essen würden)	Ekel	Artenschutz	Mitgefühl	Sonstiges	(Anzahl derer, die nicht essen würden)	Ekel	Artenschutz	Mitgefühl	Sonstiges
Schwein					Affe (15)	9		14	
Rind (1)	BSE				Hund (15)	9		12	
Schaf (9)	5		4		Katze (15)	9		11	
Ziege (13)	9		4		Meerschwein (13)	10		12	
Pferd (13)	5		8		Kaninchen (9)		4		6
Löwe (15)	4		14		Ratte (15)	14		1	
Huhn					Truthahn				
Papagei (15)	7	9	13		Krähe (15)	14		2	
Schlange (14)	13		2		Frosch (15)	12	1	3	
Krokodil (15)	12	5	3		Leguan (15)	14	6	2	
Garnele (1)	1				Engerling (15)	15	1		
Heuschrecke (15)	14		2		Regenwurm (15)	15		2	
Tintenfisch (4)	3		1		Miesmuschel (9)	7	1	2	
Weinbergschnecke (12)	11		4		Auster (11)	11		1	

Name:	Klasse:	Datum:

Von welchen Tieren würdest du Fleisch nicht essen?

Fasst anschließend die Ergebnisse klassenweise zusammen.

Tier	Grund				Tier	Grund			
	Ekel	Arten-schutz	Mitge-fühl	Andere		Ekel	Arten-schutz	Mitge-fühl	Andere
Schwein					Affe				
Rind					Hund				
Schaf					Katze				
Ziege					Meerschwein				
Pferd					Kaninchen				
Löwe					Ratte				
Känguruh									
Huhn					Truthahn				
Papagei					Krähe				
Strauß									
Schlange					Frosch				
Krokodil					Leguan				
Karpfen					Goldfisch				
Forelle									
Garnele					Engerling				
Heuschrecke					Regenwurm				
Küchenschabe									
Tintenfisch					Auster				
Weinberg-schnecke					Miesmuschel				

Stelle auf einem Erkundungsgang durch den Supermarkt fest, Fleisch von welchen Tierarten in angebotenen Produkten enthalten ist.

Name des Produkts	Enthaltene Tierart	Mengenangabe (in Gewichtsprozent falls ermittelbar)

1. Fachlicher Hintergrund

Fette spielen für die menschliche Ernährung eine wichtige Rolle. Wegen ihres hohen Energiegehaltes handelt es sich um wertvolle Nahrungsmittel, die insbesondere für Menschen mir hohem Energieumsatz wichtig sind. In Wohlstandsgesellschaften werden sie eher zum Problem. Hier muss es das Erziehungsziel sein, zum sparsamen und vernünftigen Umgang mit fetthaltigen Nahrungsmitteln anzuleiten.

Fette und Öle sind Triglyzeride, also Verbindungen von Glyzerin – einem Dreieralkohol – mit drei Fettsäuren. Diese Fettsäuren bestehen aus einer meist unverzweigten und geradzahligen Kette von 4 bis 26 Kohlenstoffatomen. Wenn die Kohlenstoffatome durch einfache Verbindungen miteinander verknüpft sind, spricht man von gesättigten Fettsäuren. Ungesättigte Fettsäuren tragen an einer oder mehreren Stellen Doppelbindungen (einfach ungesättigt: eine Doppelbindung, zweifach ungesättigt: zwei Doppelbindungen usw.). Dieser prinzipielle chemische Aufbau gilt für Öle und Fette gleichermaßen. Fett ist jedoch um so härter, je weniger ungesättigte Fettsäuren am Aufbau beteiligt sind und je länger die Kohlenstoffketten der Fettsäuren sind.

Von **Butter** über **Margarine**, **Backfett** und **Öle** findet sich ein breites Angebot dieser energiereichsten Lebensmittel im Supermarkt. Unter schwierigen Ernährungsbedingungen und bei hohem Energieumsatz sind Fette und Öle für den Menschen von besonderer Wichtigkeit. Es dürfte sich deshalb im Laufe der Evolution eine besondere Bevorzugung fettreicher Speisen auch genetisch etabliert haben. Dies führt in unserer Wohlstandsgesellschaft zu gewissen Problemen. Menschen neigen dazu, mehr Fette und Öle mit der Nahrung aufzunehmen, als notwendig. Dies kann einmal zur Gewichtszunahme, zum anderen aber auch zu unliebsamen Nebenerscheinungen wie Arteriosklerose führen.

In Deutschland beträgt der pro-Kopf-Verbrauch an Speiseölen und Fetten etwa 31 kg pro Jahr, wobei fetthaltige Lebensmittel wie Fleisch und Käse dabei nicht berücksichtigt sind.

Neben tierischen Fetten (Butter, Schmalz, Talg, aus Tierfetten hergestellte Margarinen) spielen heute für die menschliche Ernährung vor allem auch **pflanzliche Fette** eine wichtige Rolle. Diese Fette werden vor allem aus Samen und Früchten von Pflanzen hergestellt, z. B. aus Oliven, Raps, Sonnenblume, Mais, Sesam, Lein, Ölpalme und einer relativ großen Zahl weiterer Pflanzenarten.

Einige ungesättigte Fettsäuren können von unserem Stoffwechsel nicht produziert werden und müssen deshalb unbedingt mit der Nahrung aufgenommen werden (essenzielle Fettsäuren, z. B. Linol- und Linolensäure).

Um den Fettkonsum einzudämmen wurden von der Lebensmittelindustrie sogenannte Fettersatzstoffe bzw. Fettaustauschstoffe entwickelt. Sie können aus Kohlenhydraten oder Eiweißen hergestellt werden. Als synthetische Fettersatzstoffe bezeichnet man künstlich hergestellte Zuckerpolyester, z. B. das nur in den USA zugelassene Olestra, ein Polyester aus Saccharose und Fettsäuren. Der gesundheitliche Wert der Fettersatzstoffe ist umstritten, da der eingesparte Nährwert meist durch vermehrte Nahrungsaufnahme ausgeglichen wird.

2. Auswertung

Erstes Ziel des Unterrichts ist es, einen Überblick über das Fett- und Ölangebot im Supermarkt zu bekommen. Dabei kann zunächst nach tierlicher bzw. pflanzlicher Herkunft eingeteilt werden. Zur Auswertung empfiehlt es sich, Abbildungen verschiedener öl- und fettliefender Pflanzenarten bereitzuhalten. Über Anbaugebiete und (welt)wirtschaftliche Bedeutung ergeben sich Beziehungen zur Geografie bzw. zu Wirtschaft/Politik.

Der zweite Teil der Aufgaben kann genutzt werden, um die Bedeutung der Fette und Öle für die menschliche Ernährung herauszuarbeiten. Schließlich sollte auch der richtige Einsatz in der Küche (Aufgabe 6) berücksichtigt werden: Für *Braten und Frittieren* verwendet man hochsiedende Fette, da sie sich auch bei hohen Temperaturen noch nicht zersetzen („rauchen, anbrennen“) Dabei werden schädliche z. T. krebserregende Abbauprodukte gebildet. Für *Salate* sind Öle mit einem hohen Anteil ungesättigter Fettsäuren zu empfehlen. Dies gilt auch für gesunden Brotaufstrich (Margarine). Zum *Backen* eignen sich neben Butter auch billigere Margarinesorten.

Olivenöle gibt es z. B. in sehr unterschiedlichen Qualitätsstufen. In den Mittelmeerländern – zunehmend auch in Mitteleuropa – werden wertvolle Herkünfte und Geschmacksrichtungen von Feinschmeckern teuer bezahlt.

Name:	**Klasse:**	**Datum:**

30

Fette und Öle sind wichtige Bestandteile unserer Nahrung. In Deutschland beträgt der pro-Kopf-Verbrauch an Speiseölen und Fetten etwa 31 kg pro Jahr. Dabei sind fetthaltige Lebensmittel wie Fleisch und Käse noch nicht berücksichtigt.
Versuche, auf einem Erkundungsgang durch einen Supermarkt folgende Aufgaben zu lösen:

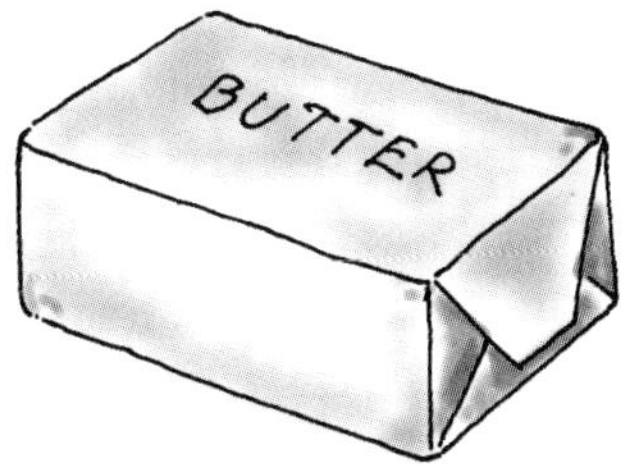

1. Welche Pflanzen und Tiere liefern Rohstoffe für die angebotenen Öle und Fette?

Pflanzen:	
Tiere:	

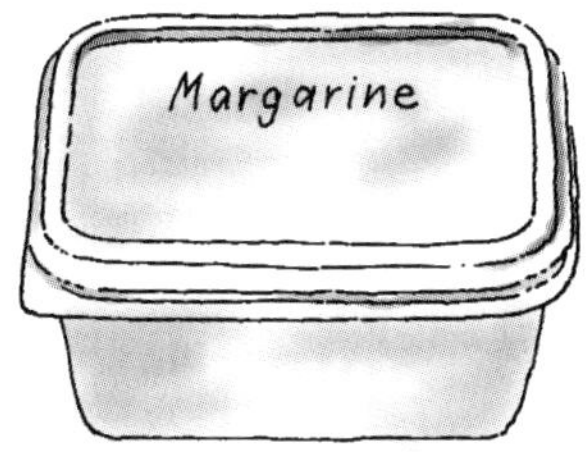

2. Untersuche die Preisunterschiede von Margarine, Öl und Butter. Notiere jeweils die höchsten und niedrigsten Preise mit Marken. Lässt sich eine Erklärung für diese Unterschiede geben?

Margarine	
Öl	
Butter	

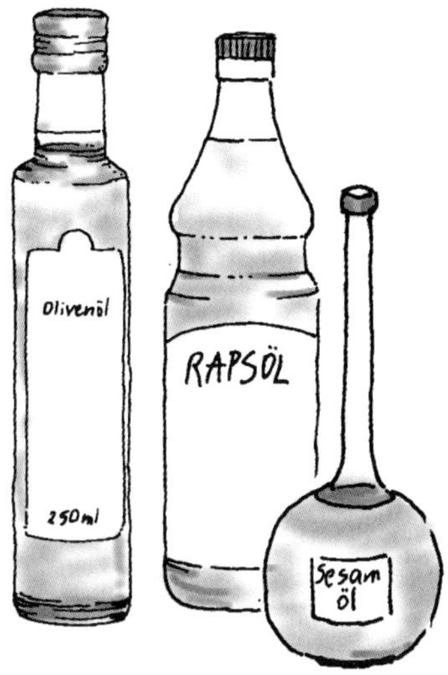

3. Wie unterscheidet sich der Fettgehalt verschiedener Margarinen, Butter und Backfette?

____

____

4. Inhaltsstoffe von Margarine
   Notiere Inhaltsstoffe (außer Fetten und Ölen), wie sie auf den Packungen von Margarinen angegeben sind.

____

____

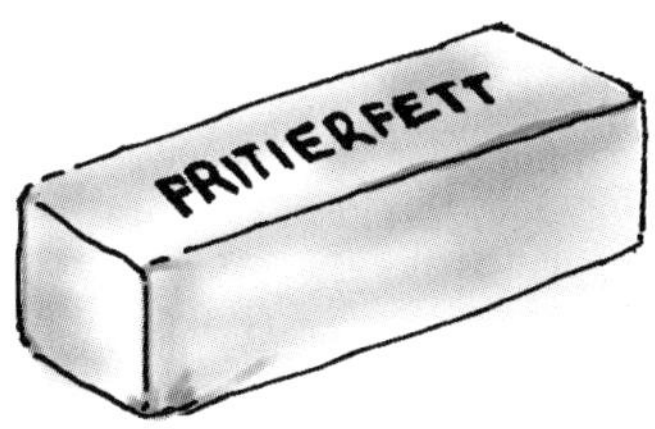

5. Werden im Supermarkt Fettersatzstoffe angeboten? Wenn ja, welche? Warum werden Fette durch solche Stoffe ersetzt?

____

____

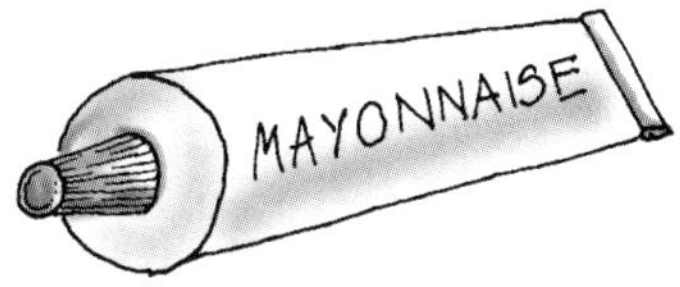

6. Welche Fette würdest Du für die Zubereitung folgender Mahlzeiten verwenden:
   Fischfilet
   Pommes frites
   Pfannkuchen
   Erbsengemüse
   Mürbeteigkuchen
   frischer Ackersalat
   selbstgemachte Mayonnaise

   Begründe Deine Wahl.

1. Fachlicher Hintergrund

Eizellen, umgangssprachlich „Eier", sind als weibliche Keimzellen im Pflanzen- und Tierreich weit verbreitet. Eier im Supermarkt bezeichnen immer Hühnereier, andere Eierangebote müssen vollständig benannt werden, z.B. Gänseeier, Wachteleier.

Das Ei besteht aus dem Eigelb (Dotter), dem Eiklar (Eiweiß) und der porösen Kalkschale. Eigelb und Keimfleck (weißer Punkt) bilden die Eizelle, die von der Dotterhaut umgeben wird. Das Eiklar ist eine wässrige Lösung von Albumin und Globulin. Die hellgrauen Hagelschnüre halten das Eigelb in der Mitte des Eies. Zwei Eihäute aus pergamentartigen Faserproteinschichten, die an der Luftkammer deutlich getrennt sind, und die Kalkschale umgeben das Vollei.

Das Ei ist wegen der günstigen Kombination aus biologisch hochwertigem Eiweiß, Fett, Mineralstoffen und Vitaminen (A, B_1, B_2, B_6, D) ein wertvolles Lebensmittel.

Leider ist der Verzehr von Eiern nicht immer ungetrübt: Cholesterinwerte von 250 mg pro Ei und mögliche Salmonelleninfektionen können die Gesundheit ebenso gefährden wie zugelassene Farb- und Konservierungsstoffe oder Schadstoffe in Form von Arzneimittel- und Futtermittelrückständen.

Eier werden nach **Güte-**, **Gewichtsklassen** und **Haltungsarten** sortiert in den Handel gebracht.

Die Haltungsart ist leider immer noch nicht kennzeichnungspflichtig.

Tiefgekühltes, sprühgetrocknetes und chemisch konserviertes Vollei, Eigelb und Eiklar gelangen als Eiprodukte vorwiegend in die Lebensmittelindustrie und in Fertiggerichten, Back- und Teigwaren zum Verbraucher.

Das Ei findet in der Küche Verwendung als Lockerungsmittel (z. B. im Eischnee), Bindemittel (z. B. im Eierstich), Emulgator (z. B. in Mayonnaise) und Klärmittel (z. B. in Brühen und Gelees).

Die fast täglichen Erfahrungen der Schülerinnen und Schüler mit Eiern und Eiprodukten als wertvolle Lebensmittel – der Pro-Kopf-Verbrauch beträgt in Deutschland etwa 230 Stück im Jahr – liefern ideale Voraussetzungen für ganzheitliche Erkenntnisprozesse und eine Überprüfung des eigenen Verbraucherverhaltens. Folgende Aspekte können helfen, subjektive Wahrnehmungen von Alltagsphänomenen bildungswirksam umzusetzen:

- die aktive Auseinandersetzung mit alltäglichen Phänomenen
- das Ei als Lebensmittel
- das Ei als Forschungsobjekt

2. Auswertung

Der Besuch des Supermarktes soll die im vorangegangenen Unterricht durch die Mind-Map-Erstellung und die Befragung aktivierten Schülererfahrungen und -vorstellungen vor Ort ergänzen und die Schüler zu weiteren Erkenntnissen, insbesondere zum Verbraucherverhalten, führen. Einfache Versuche im Fach- oder Klassenraum sollen die gewonnen Erkenntnisse präzisieren helfen und zu Fragen und Untersuchungen anregen. Eine vorschnelle, die Erfahrungen und Wahrnehmungen der Schüler ignorierende Wissensvermittlung, die, nach *Pestalozzi*, „dem Brüten einer Henne, die keine Eier unter sich hat" gleicht, wird so vermieden.

Eine fächerintegrierende Behandlung der Zusammensetzung und Nutzung der Eigenschaften des Eies im Chemie- und Arbeitslehreunterricht (Haushalt) bietet sich an.

Die gemeinsame Herstellung eines Gerichtes aus Eiern und Kartoffeln als Beispiel für ein ausgewogenes Essen ist zu empfehlen.

Tipp

Der Frischetest

Im Handel werden Eier durchleuchtet, um ihre Frische festzustellen. Frische Eier haben eine Luftkammerhöhe von 2 mm, alte eine von etwa 8 mm.

Man kann die Frische eines Eies auch ohne Hilfsmittel mit der Schüttelprobe oder der Sichtprobe feststellen.

Zur Schüttelprobe: *Ältere Eier „schwappen" mit leichtem Geräusch; frische Eier „schwappen" nicht.*

Zur Sichtprobe: Man schlägt ein Ei auf. lässt es vorsichig auf einen Teller gleiten und betrachtet Eigelb und Eiklar von der Seite.

Ältere Eier zeigen ein flaches Eigelb; frische Eier zeigen ein hochgewölbtes Eigelb.

Name:	Klasse:	Datum:

Eier und Eiprodukte – Angebote im Supermarkt

1. Die Eierabteilung

a) In welchem Bereich des Supermarktes werden die Eier angeboten?

b) Ermittle die Raumtemperatur! .... ° C

2. Die Kennzeichnung

Verschaffe dir einen Überblick über das Eierangebot!

Angebot Nr.	Güteklasse	Gewichtsklasse A, B	Haltungsart	Preis pro Packung XL, L, M, S	Preis pro Ei der Hühner

Die Eierkartons sind mit den folgenden Angaben gekennzeichnet:
• Güteklasse, • Gewichtsklasse, • Datum des Abpackens, • Mindesthaltbarkeitsdatum, • Legedatum (auf dem Ei) oder • Hinweis (auf der Verpackung): „vom ... an bei + 5 °C bis ...", • „Verbraucherhinweis: ...", • Kennziffer für die Packstelle (die erste Ziffer bezeichnet das Herkunftsland: z. B.1: Belgien; 2: Deutschland; 3: Frankreich; ...)

Fülle die Tabelle aus, indem du einige Angebote genauer untersuchst!

a) Suche dir einen Eierkarton aus!
Zeichne den Deckel und übertrage alle Angaben (Güteklasse, ...) auf deine Zeichnung!
Benutze die Rückseite des Blattes!

b) Bestimme das Alter ausgewählter Eier nach folgendem Schema:
Mindesthaltbarkeitsdatum – 28 Tage = Legedatum
Alter der Eier = Anzahl der Tage vom Legedatum bis heute

c) Findest du Hinweise auf die Haltungsart der Hennen? (Wenn nicht, frage beim Personal nach!)

3. Die Eiprodukte

In verschiedenen Lebensmitteln werden Eiprodukte verarbeitet. Hierzu zählen z. B. *Tiefkühleiprodukte*, chemisch *konservierte Eiprodukte* oder *Trockeneiprodukte* aus Eiklar, Eigelb oder Vollei (Eiklar und Eigelb).

In welchen Lebensmitteln findest du Hinweise auf die Verwendung von Eiprodukten?

Lege eine Tabelle an!

Lebensmittel	Bezeichnung des Eiproduktes
z. B. Brandt „Der Markenzwieback"	Gefriereigelb

1. Fachlicher Hintergrund

Die Domestikation unseres Haushuhns (Gallus gallus domesticus) begann vor etwa 5000 Jahren in Südostasien aus dem in den Wäldern lebenden Bankivahuhn (Gallus gallus), aller Voraussicht nach über Kampfhahnzuchten und Mastrassen bis hin zu den Legerassen. Das Bankivahuhn bebrütet 8-12 Eier und kann als undeterminierter Leger verlorengegangene Eier ersetzen. Die heutigen Legerassen legen bei intensiver Fütterung aufgrund starker Gonaden- und Schilddrüsenfunktion fast 300 Eier im Jahr. Die Käfighaltung (Batteriehaltung) wurde 1999 vom Bundesverfassungsgericht für tierschutz- und verfassungswidrig erklärt und der Bau weiterer Anlagen verboten. Weil bestehenden Anlagen bis 2015 vom Gesetzgeber „eingeschränkter Bestandsschutz" zugesichert wird und in Grenznähe, z. B. in Tschechien, Großanlagen geplant sind, werden Supermärkte auch in Zukunft vorwiegend Eier aus Käfighaltung anbieten.

Die in Deutschland üblichen Haltungsformen unterscheiden sich wie folgt:

Käfighaltung: 3-5 Hennen teilen sich einen Drahtkäfig von 40 x 45 cm Bodenfläche und 38 cm Höhe, das entspricht einer Fläche von 450 cm^2 pro Henne (ab 2003 sind 550 cm^2, ab 2012 sind 650 cm^2 vorgesehen); Durchschnittsmaße einer Henne: Länge: 47,6 cm, Breite: 14,5 cm, Höhe: 38 cm; die Legedauer einer Henne beträgt 12-15 Monate; „Sommersimulation" durch täglich 16 Stunden künstlicher Beleuchtung erhöhen die Legeleistung; 1500 Betriebe mit 3000 bis 1 Mio. Hennen liefern mehr als 90% der in Deutschland produzierten 12 Mrd. Eier (über 3 Mrd. Eier werden zusätzlich importiert);

Bodenhaltung: 7 Hennen pro m^2 entspricht einer Fäche von etwa 1400 cm^2 pro Henne; knapp 10% der Großbetriebe betreiben zunehmend neben der Käfighaltung die Bodenhaltung in Kombination mit „intensiver Auslaufhaltung" (2,5 m^2 Außenfläche pro Henne)

Freilandhaltung: 10 m^2 vorwiegend bewachsene Außenfläche pro Henne, die Ställe müssen die Bedingungen der Bodenhaltung erfüllen

2. Auswertung

Es werden die Verhaltensweisen naturnah gehaltener Hühner mit den Möglichkeiten der Legehennen bei Massentierhaltung verglichen. Abschließend kann die Massentierhaltung, und damit das eigene Verbraucherverhalten, in einer Diskussion, Ausstellung oder einem Planspiel problematisiert werden.

Als ergänzende Information kann der FWU-Film „Woher die Eier kommen" (4201673) gezeigt werden.

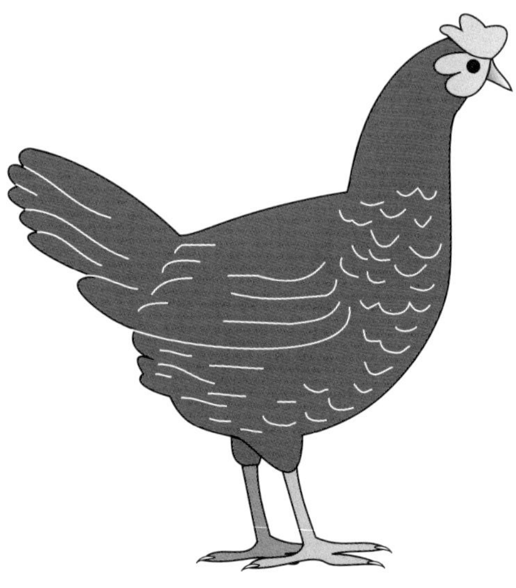

Das Bankivahuhn *(Gallus gallus, Familie Phasanidae)*

Das Bankivahuhn, die Stammform der Haushühner, stammt aus Hinterindien und Malaysia und wurde dort schon vor mehr als 4000 Jahren domestiziert.

Bankivahühner sind Bodenbrüter. Die Hennen sind dunkelbraun mit ockerfarbenen Deckfedern am Hals, die Hähne sind wesentlich größer, haben bunt schillernde Schmuckfedern und sichelförmig gebogene, lange Schwanzfedern. Ein Hahn führt mehrere Hennen. Zwar beteiligt er sich nicht an der Kükenaufzucht, aber er verteidigt Hennen und Küken gegen Angreifer. Die Hähne zeigen ausgeprägtes Territorialverhalten: sie verteidigen ihr Revier gegen Konkurrenten. Innerhalb der Hennen einer Hühnerschar von 3 bis 6 Tieren herrscht eine strenge Rangordnung.

Name:	Klasse:	Datum:

32

1. Verhaltensweisen bei Hühnern

- Beobachte im Freiland oder im Film das Verhalten von Hühnern oder informiere dich in der Literatur über typische Verhaltensweisen!
- Achte besonders auf Verhaltensweisen, die zur • *Bewegung* • *Fortpflanzung* • *Nahrungsaufnahme* • *Pflege (Komfortverhalten)* gehören.

Schreibe deine Ergebnisse auf!

2. Haltungsformen von Legehennen

a) Informiere dich über Haltungsformen von Legehennen!
Tipp: Erbitte Informationsmaterial vom Deutschen Tierschutzbund oder von anderen Verbänden; sieh dir den Film „Woher die Eier kommen" an; besorge dir Literatur oder sieh ins Internet.

b) Wieviel Fläche steht jeder Henne bei den verschiedenen Haltungsformen zur Verfügung?
Veranschauliche deine Ergebnisse auf dem Boden des Klassenraumes!

c) Baue aus Maschendraht das Modell eines Käfigs in den Originalmaßen!

d) Das Bankivahuhn in Indien, von dem unser Haushuhn abstammt, legt im Jahr 8-12 Eier. Legehennen legen bis zu 300 Eier im Jahr. Wie ist das möglich?
Beantworte die Frage erst einmal durch eigene Überlegungen, dann mit Mitschülern im Gespräch und schließlich mit Hilfe von Informationsquellen!

3. Vergleich der Haltungsformen

Wie wirken sich die verschiedenen Haltungsformen auf das Verhalten der Hennen aus?

Erstelle eine entsprechende Tabelle und fülle sie aus!

Vorschlag:

Verhaltensweisen	**Freilandhaltung**	**Bodenhaltung**	**Käfighaltung**
laufen			
scharren			
Nistplatzsuche			
Staubbaden			

4. Kaufverhalten

a) Überlege, ob es dir möglich wäre, weniger oder keine Eier aus Käfighaltung zu essen.
Wie könnte eine solche Absicht organisatorisch verwirklicht werden?

b) Bei einer Umfrage in Deutschland erklärten sich etwa 80% der Bürger bereit, mehr Geld für Eier aus Freilandhaltung zu bezahlen. 90% der gekaufen Eier stammen jedoch aus der Käfighaltung. Wie ist dieser Widerspruch zwischen Absichtserklärung und Kaufverhalten zu erklären?

1. Fachlicher Hintergrund

Der pflanzliche Anteil der Ernährung des Menschen sollte vor allem aus ökologischen und gesundheitlichen Gründen langfristig gesteigert werden: Zum einen, weil zur Herstellung von tierischem Eiweiß ein Vielfaches an pflanzlichem Eiweiß vorausgesetzt wird und zum anderen, weil eine fleischarme, faserstoffreiche Ernährung zu weniger Erkrankungen führt. Pflanzliche Eiweißprodukte aus Getreide und Hülsenfrüchten können in der Funktion als „Fleischersatz" eine fleischärmere Ernährungsweise anbahnen helfen.

Zu den Fleischersatzprodukten zählen Tofu, Tempeh, Sojafleisch (TVP), Seitan und Lopino.

Tofu ist seit über zweitausend Jahren Grundlage der Eiweißversorgung weiter Teile Asiens. Als reines Sojabohnenerzeugnis wird er aus der Sojamilch und einem Gerinnungsmittel, meist „Nigari", der Lauge der Meersalzgewinnung, hergestellt. Er ist eiweißreich (~ 10%), reich an B-Vitaminen und Mineralstoffen, cholesterinfrei, kalorienarm (87 kcal/100g; im Vergleich zu mittelfettem Rindfleisch: 238 kcal/100g) und geschmacklich neutral, wodurch er sich durch entsprechende Zutaten in fast jede gewünschte Geschmacksrichtung bringen lässt. Typische Produktbezeichnungen sind: Wiener-, Streich- und Bratwürstchen, Nürnberger, Hot Dogs, Aufschnitt, Grillknacker, Räuchertofu.

Der Sojabohnenanbau in anerkannt ökologischer Landwirtschaft in Europa (Frankreich, Italien,Schweiz, aber auch in Deutschland mit immerhin 27 dt/ha) sollte wegen der kürzeren Transportwege und der gentechnisch nicht veränderten Pflanzen für die menschliche Ernährung gefördert werden.

Tempeh ist ein Fermentationsprodukt aus Sojabohnen mit durchgewachsenen Weißschimmelpilzen und gilt in Indonesien als Vollnahrungsmittel.

Sojafleisch (TVP = textured vegetable protein) wird aus dem bei der Sojaöl-Gewinnung anfallenden Schrot (Okara = „heilige Schale") hergestellt, indem es wie bei der Kunstfaser-Spinnerei zu faserigen Texturen verarbeitet wird. Durch Bindemittel und verschiedene Zusatzstoffe (Aroma-, Farbstoffe) wird ein nach Geschmack und Struktur fleischartiges Produkt erzeugt.

Seitan fand schon vor mehr als tausend Jahren in Asien als Fleischersatz Verwendung. Er wird aus dem klebrigen Weizeneiweiß, dem Gluten oder Klebereiweiß, durch Auswaschen der Stärke aus dem Weizenkorn hergestellt, ist von gummiartiger, etwas faseriger Konsistenz und somit gut geeignet zum Braten, Kochen und Backen, ist cholesterinfrei, eiweißreich (~ 16%; mittelfettes Rindfleisch ~ 15%), enthält Vitamine, Mineral- und reichlich Faserstoffe. Die typischen Produktbezeichnungen verdeutlichen die festere Konsistenz von Seitan gegenüber Tofu: Grillsteak, Schnitzel, Geschnetzeltes, Gulasch, Gyros, Sauerbraten Rouladen.

Lopino wird aus der alkaloidarmen Süßlupine hergestellt. Lopino enthält ~ 17% Eiweiß, ist cholesterinfrei, reich an Kalzium, Magnesium, Phosphor, Eisen, enthält Vitamin B12 und ist dem Tofu ähnlich bezüglich Konsistenz und Verwertbarkeit.

Über die Herstellung und Verarbeitung dieser Lebensmittel und das reichhaltigen Produktangebot erhält man Informationen in Naturkostläden, Reformhäusern, Öko-Supermärkten und auf Ökomärkten. In „normalen" Supermärkten werden, mit Ausnahme von Tofuprodukten, (noch) keine Fleischersatzprodukte angeboten.

2. Auswertung

Vor dem mehr praxisorientierten Teil mit Produkterkundung, -herstellung und -verwertung, sollten persönliche Einstellungen der Schüler zum Fleischkonsum und ihre Vermutungen zur geringen Bedeutung von Fleischersatzprodukten in ihrer Ernährung reflektiert werden. Diese Reflexion kann fächerintegrierend und möglichst unter „dosierter Diskrepanz" zum vertrauten eigenen Verhalten erfolgen. Informationen aus dem Internet zu bedeutsamen Fachbegriffen tragen nicht nur zur Förderung der Methodenkompetenz bei.

Name:	Klasse:	Datum:

1. Sojamilch und Tofu im Supermarkt (?)

a) Welche Sojamilchprodukte hat der Supermarkt?

b) Woraus wird „Sojamilch" hergestellt?

c) Vergleich der Nährstoffwerte mit denjenigen normaler Vollmilch

	Eiweiß	Kohlenhydrate	Fett
Sojamilch			
Vollmilch			

d) Welche Tofuprodukte hat der Supermarkt?

e) Woraus wird Tofu hergestellt?

2. „Fleischersatz" Seitan und Lopino

Erkunde im Supermarkt das Lopinoangebot und ggfs. Seitan sowie die zugehörigen Nutzpflanzen. Ermittle die Nährstoffwerte und den Preis.

Produkt	Nutzpflanze	Nährstoffwerte	Preis/ kg
Lopino			
Seitan			

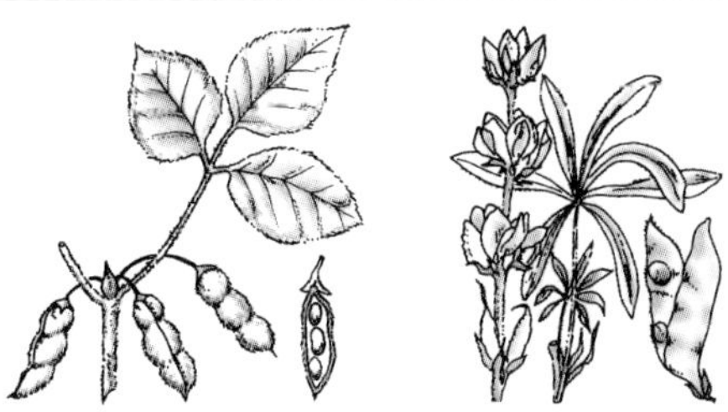

1. Fachlicher Hintergrund

Der Nahrungsbedarf unserer Haus- und Heimtiere lässt sich nach Tiergruppen ordnen. Raubtiere wie Hund und Katze bevorzugen Fleisch und tierische Nebenprodukte. Pflanzenerzeugnisse werden vor allem für den Vitaminbedarf und als Ballaststoffe benötigt.

Nagetiere und Hasen (Meerschweinchen, Hamster, Streifenhörnchen, Wüstenmäuse usw.) bevorzugen Getreide, Gemüse und Gras.

Vögel (Wellensittich, Kanarienvogel, Papagei) bevorzugen ebenfalls Getreidekörner und andere Sämereien.

Zierfische können mit meist einweißreichem Trockenfutter aber auch mit Lebendfutter (rote Mückenlarven, Wasserflöhe usw.) gefüttert werden. Viele Arten benötigen (zusätzlich) pflanzliche Nahrung, was bei der Zusammenstellung der angebotenen Futtersorten berücksichtigt wird.

Der genaue Bedarf wurde von tiermedizinischen Forschungsinstituten ermittelt. Die meisten angebotenen Futtersorten sind mehr oder weniger optimal auf die Tiergruppen abgestimmt.

Das im Supermarkt angebotene Tierfutter bietet für die verschiedensten Heimtiere eine meist abwechslungsreiche Nahrungsgrundlage. Da Hunde und Katzen sind die am häufigsten gehaltenen Heimtierarten sind, ist es naheliegend, die für diese Tierarten angebotenen Futtermittel genauer zu untersuchen

2. Auswertung

Die Analyse des angebotenen Futters lässt erkennen, dass eine vollwertige Nahrung vorliegt. Für ein selbst zubereitetes Futter können die Inhalte von Fertigprodukten eine wichtige Orientierung darstellen.

Es sollte auch auf die Problematik der industriellen Tierfutterfabrikation eingegangen werden (hoher Energie- und Rohstoffverbrauch, Transportwege, Abfallanfall durch Verpackung).

Zur Beantwortung der Fragen:

1. Fütterungsempfehlung: Für eine ausgewachsene Katze pro Tag eine Dose.
2. Vermerk auf dem Dosendeckel: Tiernahrung, petfood, aliments pour animaux
3. 4 % (etwa 16 g) sind Lammfleisch
4. Ohne Farb- und Konservierungsstoffe
5. Das Trockenfutter quillt auf und verbraucht dabei Flüssigkeit.
6. Ja

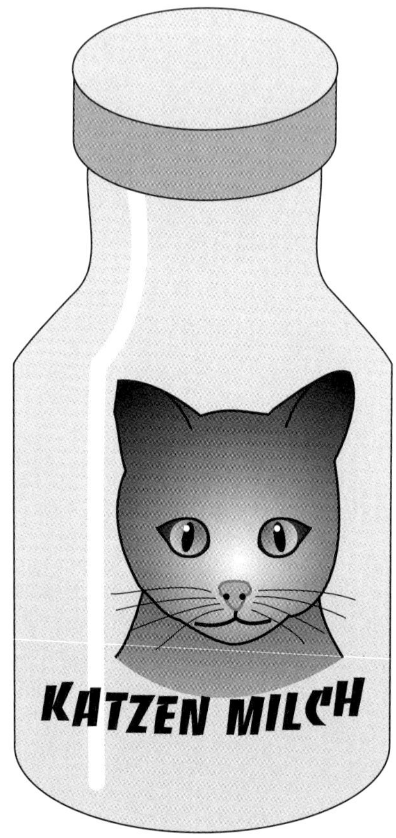

Name:	Klasse:	Datum:

34

Tierfutter für Hunde und Katzen

Du sollst im Supermarkt für deinen Hund und deine Katze Futter besorgen, und zwar je ein Dosenfutter und ein Trockenfutter. Natürlich möchtest du für deinen Liebling besonders gutes Futter bekommen. Wähle dazu vier Markenartikel aus und vergleiche sie im Bezug auf ihre Inhaltsstoffe miteinander.

Trage in die Tabelle den Namen und die Angaben der Inhaltsstoffe ein.

	Hund	Katze		
Inhaltsstoffe	Dose	Trocken	Dose	Trocken
Fleisch- und tierische Nebenerzeugnisse				
Getreide und pflanzliche Nebenerzeugnisse				
Mineralstoffe				
Milch- und Molkereierzeugnisse				
Öle und Fette				
Zucker				
Gemüse				
Fisch und Fischnebenerzeugnisse				
Vitamin A				
Vitamin D				
Vitamin E				

Einige weitere, für den Tierhalter wichtige Fragen kannst du mit Hilfe der Packungsaufschriften beantworten:

1. Wie lang soll eine Dose (400 g) für eine ausgewachsene Katze reichen? ______________________
____

2. Wie soll verhindert werden, dass eine Dose Tierfutter versehentlich zur menschlichen Ernährung verwendet wird? ____
____

3. Wenn eine Dose mit Katzenfutter z.B. die Angabe „mit Lammfleisch" hat, wieviel Lammfleisch ist wirklich enthalten? ____
____

4. Enthalten die Dosen oder das Trockenfutter Konservierungsstoffe? ______________________
____

5. Auf der Trockenfutterpackung steht, für das Tier muss man zum Trockenfutter viel Wasser bereit stellen. Warum wohl? ____
____

6. Gibt es auch für Tierfutter ein Verfallsdatum? ______________________
____

1. Fachlicher Hintergrund

Ebenso wie Pflanzen den Menschen als Nahrungsmittel dienen, so dienen sie ihm auch schon lange als „Genussmittel", die sich weniger durch ihren Nährstoffgehalt als durch andere wertvolle Eigenschaften wie Geschmack, Aroma, Heilwirkung oder psychodelische Wirkung auszeichnen. Unter „Gewürzen" versteht man in der Regel Zutaten, die man bei der Zubereitung von Speisen und Getränken benutzt, um deren Wohlgeschmack und Aroma zu verbessern. Sie zeichnen sich durch einen intensiven Geruch oder einen markanten oder scharfen Geschmack aus.

Der große Wert und die große Beliebtheit insbesondere exotischer Gewürze in früheren Jahrhunderten beruhte auf dem Mangel der aus fernen Ländern kommenden „Spezereien". Sie waren etwas Besonderes und man glaubte an Wunder wirkende Heilkräfte. Heute sind Gewürze durch moderne Transportmittel und Globalisierung des Handels billig geworden. Weniger als 0,1 % des gesamten Welthandels entfällt auf diese früher wichtigsten Handelsgüter.

Lange Zeit beherrschten venezianische und arabische Kaufleute den internationalen Gewürzmarkt. Später besaß das osmanische Reich eine Schlüsselstellung im Gewürzwelthandel. Erst nachdem die europäischen Kolonialmächte – zunächst Portugiesen und Spanier, später Holländer, Engländer und Franzosen – ab dem 15. Jahrhundert ihre weltweiten Eroberungszüge durchführten, brachten sie auch zunehmend den Gewürzhandel und -anbau unter ihre Kontrolle. Besonders begehrte tropische Gewürze waren *Pfeffer, Zimt, Muskat, Ingwer, Gelbwurzel, Kardamom, Vanille* und *Gewürznelken.*

Doch auch aus den gemäßigten Zonen, insbesondere aus dem Mittelmeergebiet, stammen zahlreiche Gewürzpflanzen wie *Thymian, Ysop, Lavendel, Pfefferminze, Zitronenmelisse, Rosmarin, Salbei, Petersilie, Koriander, Fenchel* und *Majoran.* Der bis heute sehr kostbare *Safran,* der aus den Narbenfäden einer Krokusart hergestellt wird, stammt aus der Ägäis, während *Paprika* und *Chili* einschließlich des aus diesen Nachtschattengewächsen gewonnenen *Cayennepfeffers* aus Mexiko und Mittelamerika stammen.

Für den Geruch bzw Geschmack verantwortliche Inhaltsstoffe

Alkaloide: stickstoffhaltige Verbindungen, die häufig starke – oft auch giftige – Wirkung auf den menschlichen Organismus ausüben (Beispiele*: Kaffee, Tee, Pfeffer, Paprika, Mohn*).

Glycoside: Verbindungen, die in der Pflanze zunächst an ein Zuckermolekül gebunden sind und erst enzymatisch – z. B. bei Verletzung – freigesetzt werden und dann ihren typischen Geruch und Geschmack entfalten (Senfölglycoside der *Kohlgewächse*, Glycoside der *Zwiebel*- und *Knoblauch-Arten*).

Etherische Öle: Meist wohlriechende, leicht flüchtige Stoffe aus der großen Stoffklasse der Terpene; typisch für Lippenblütler wie *Minzen, Melisse, Thymian, Majoran, Rosmarin* und Doldenblütler wie *Liebstöckel, Kümmel, Fenchel* sowie *Zitrusfrüchte.*

Gerbstoffe: Inhaltsstoffe mit herbem, zusammenziehendem Geschmack (geeignet zum Gerben von Tierhäuten). In verschiedenen Lippenblütlern, im *Schwarzen Tee,* in *Rotwein.*

Bitterstoffe: Bitter schmeckende Pflanzenstoffe, die in der Regel appetitanregend wirken (*Wermut, Weinraute, Thymian, Hopfen*).

Viele dieser Pflanzeninhaltsstoffe wirken auf die Verdauung anregend. Einige spielen eine Rolle in der Volksheilkunde.

2. Auswertung

- In der ersten Aufgabe geht es darum, häufige Küchengewürze bzw. Kräuter einer Pflanze zuordnen zu können. Wir schlagen folgende Arten vor: *Petersilie, Schnittlauch, Dill, Majoran, Gewürznelken, Pfeffer, Ing-wer, Zimt, Paprika* (vgl. S. 86*)*.

  Um die Bedeutung für die Küche zu erfahren, bietet es sich an, sie für Herstellung von Kräuterquark, Salat, Kräuterbrot o. ä. zu nutzen. Hier ist eine Kooperation mit der Haushaltslehre angebracht. Vielleicht gibt es eine Kräuterspirale im Schulgarten? Dann könnte man jetzt prüfen, ob dort die Kräuter wachsen, die besonders lecker schmecken.
- Bei der zweiten Aufgabe geht es um das Würzen von Gerichten. Dies ist natürlich eine Geschmacksfrage. Zur Lösung sollte man ein Kochbuch heranziehen (Mögliche Antworten: **Pizza**: *Oregano* = Gewöhnlicher Dost, **Spaghetti Bolognese**: *Oregano, Thymian, Paprika*; **Gänsebraten**: *Beifuß*; **Fleischbrühe**: *Liebstöckel, Sellerie, Petersilie, Zwiebeln*; **Fisch**: *Ysop, Fenchel, Senfkörner*; **Grüne Bohnen**: *Bohnenkraut*; **Gurkensalat**: *Boretsch*; **Hamburger/Frikadellen**: *Pfeffer, Paprika, Thymian, Rosmarin*; **Champignons**: *Knoblauch, Zwiebeln, Petersilie*).
- Die dritte Aufgabe zielt auf tropisch-subtropische Gewürze. Bei der Auswertung könnte man hier auf die Geschichte der Gewürze und des Gewürzhandels eingehen. Auch hier hilft bei der Lösung ein Kochbuch weiter.

  (Mögliche Antworen: **Zimt**: Zimtsterne, Grießbrei; **Ingwer**: Reistopf, Geflügel, Süßspeisen; **Schwarzer Pfeffer**: Fleischgerichte, Soßen, Obstsalat; **Curcuma**: Reisgerichte, Nudelgerichte; **Gewürznelken**: Punsch, Gebäck, Süßspeisen; **Muskat**: Spinat, Lebkuchen)
- Curry ist heute eines der bekanntesten Würzmittel der Imbissbuden und Fast-Food-Ketten. Dass es sich bei diesem Gewürz um eine Gewürzmischung handelt, ist meist wenig bekannt.

Curry ist eine indische Gewürzmischung aus 10-20 Gewürzen. Vorherrschend: Gelbwurzel oder Curcuma, auch verantwortlich für die gelbe Farbe; daneben Ingwer, Pfeffer, Muskatblüte, Nelken, Piment, Paprika oder Chili, Zimt, Keuzkümmel, Kardamom, Gewürznelken. Das hindustanische Wort wird auch für ein Gericht aus Fisch, Fleisch, Wild, Geflügel oder Gemüsen in scharfer Currytunke verwendet, das stets mit Reis angerichtet wird.

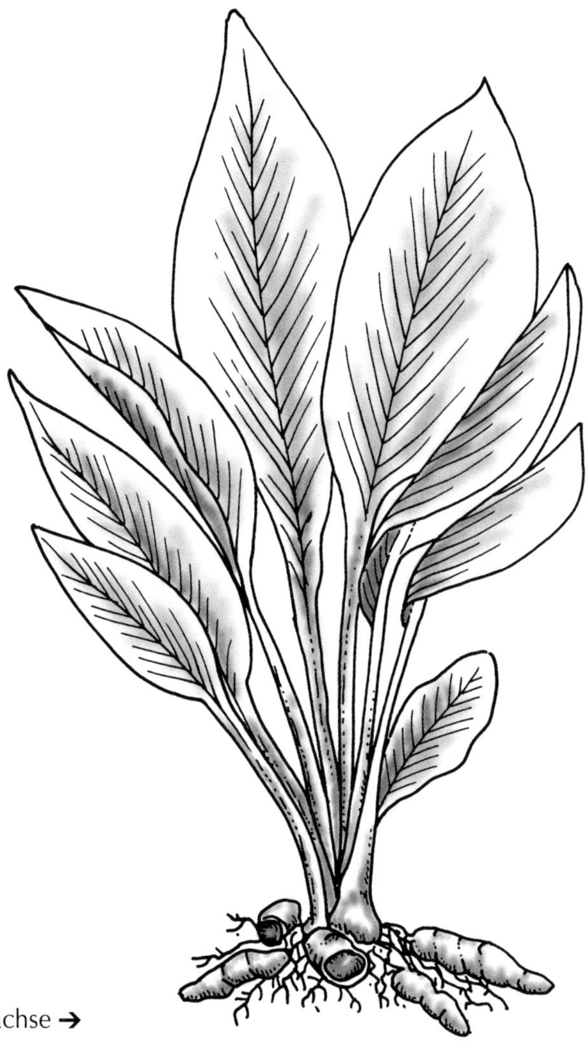

Gelbwurzel, Curcuma *(Curcuma longa)*. Fam. Ingwergewächse ➔

35

Name:	Klasse:	Datum:

Klebe mit einem kurzen Streifen Tesafilm eine kleine Gewürz- bzw. Kräuterprobe unter das betreffende Bild.

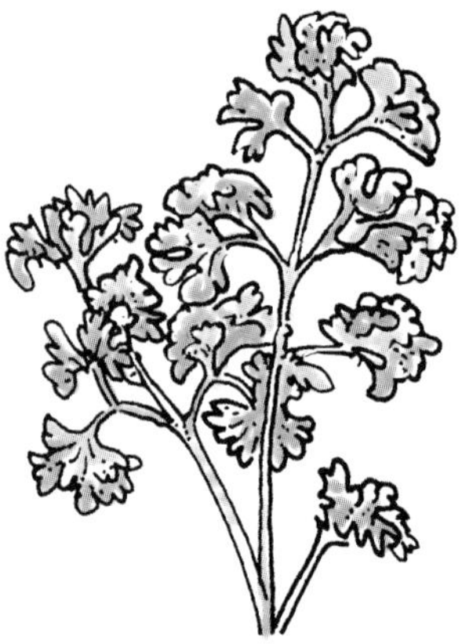 Name	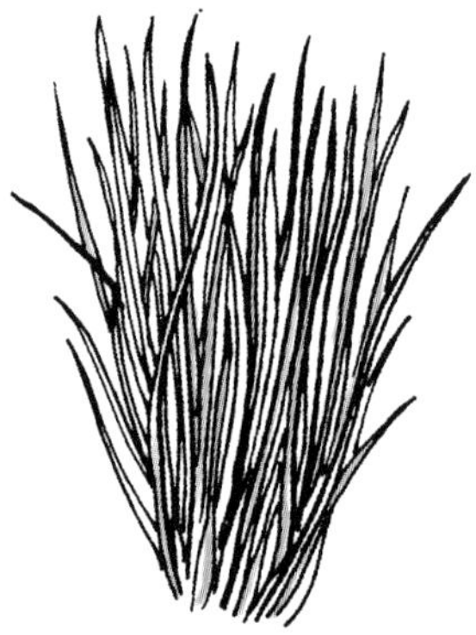 Name	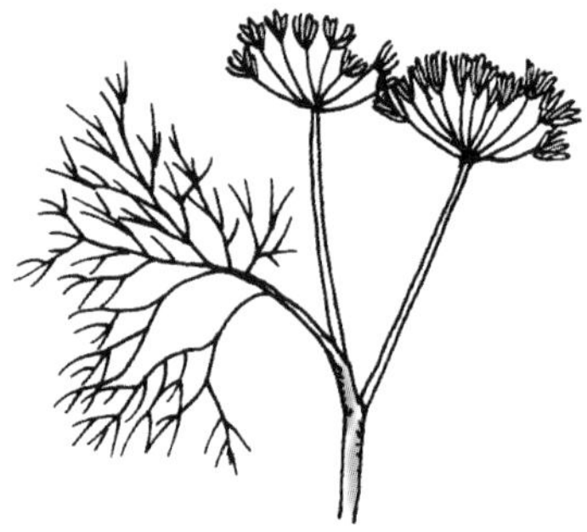 Name
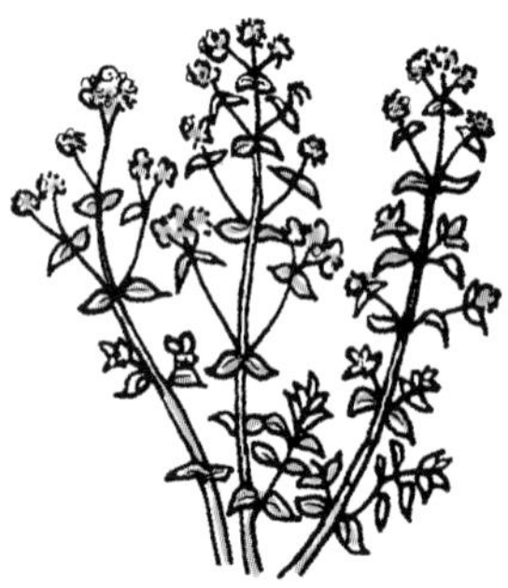 Name	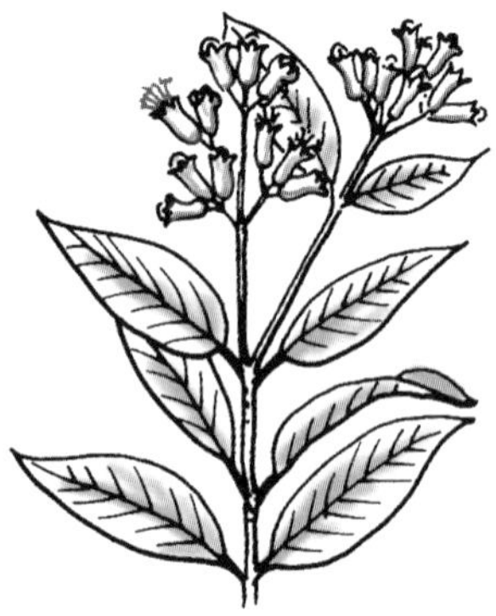 Name	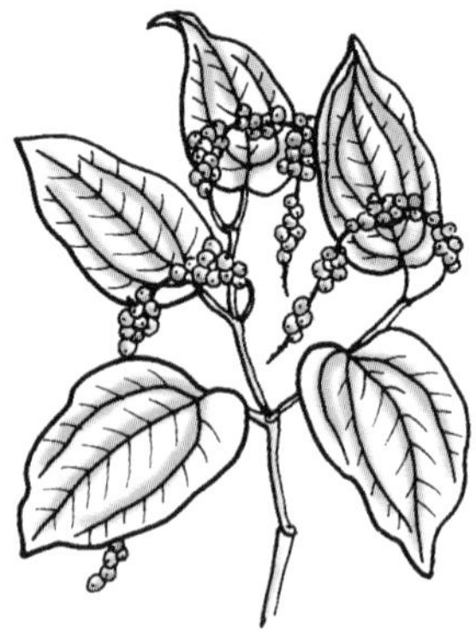 Name
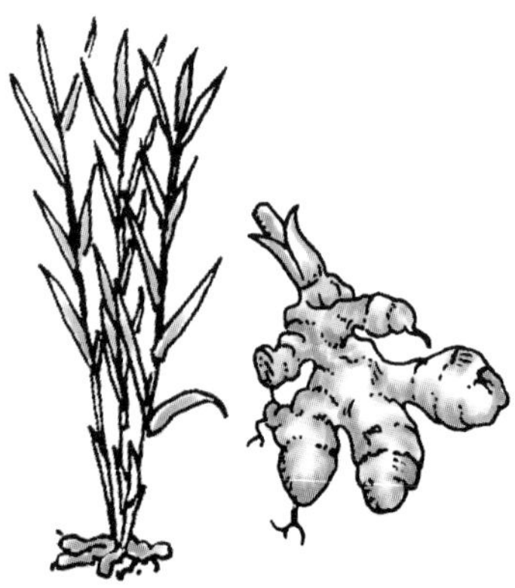 Name	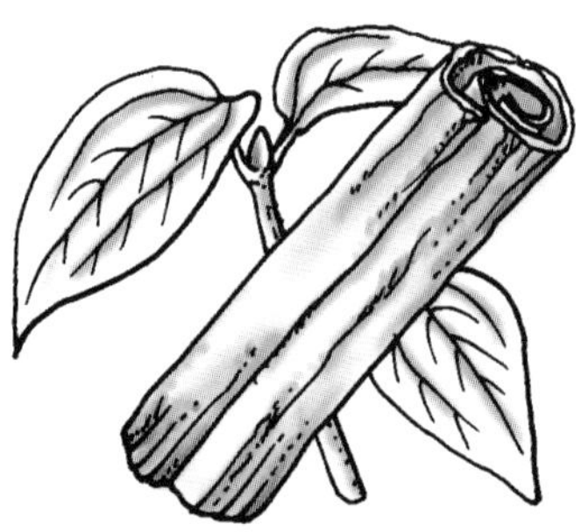 Name	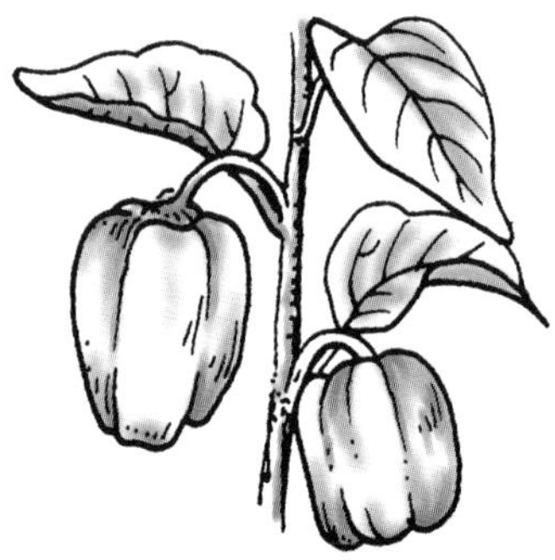 Name

Name:	Klasse:	Datum:

Küchenkräuter und Gewürze

- Versuche, die abgebildeten Kräuter als getrocknetes Gewürz im Supermarkt zu finden und kaufe je ein Päckchen (ein Päckchen von jedem Gewürz reicht für die ganze Klasse!).

  Überprüft gegenseitig, ob ihr die getrockneten Gewürze den richtigen Kräuterabbildungen zugeordnet habt. Der Lehrer/ die Lehrerin hilft euch dabei.

  Klebe dann zu jeder Abbildung einige Krümel getrocknetes Kraut, so dass du eine duftende Bestimmungstabelle bekommst.

  Manchmal werden auch frische Kräuter in Töpfen angeboten. Du kannst sie mit den Abbildungen vergleichen.
- Welche Kräuter würdest du für folgende Gerichte empfehlen:

Pizza Margarita	
Spaghetti Bolognese	
Fleischbrühe	
Gänsebraten	
Fisch	
grüne Bohnen	
Gurkensalat	
Hamburger/ Frikadellen	
Champignons	

- Alle diese Kräuter könntest du in Mitteleuropa in deinem Garten ziehen. Es gibt aber auch viele Kräuter und Gewürze aus tropischen / subtropischen Gebieten, die im Supermarkt angeboten werden. Suche fünf Gewürze von Pflanzen, die aus warmen Gegenden stammen.

  Überlege dir zu jedem exotischen Gewürz eine Speise, die man damit würzen könnte.

Gewürz	Speise

- Gibt es eine Pflanze, aus der Curry hergestellt wird? Schaue in einem Lexikon nach!

  Schreibe kurz auf, was du über Curry gefunden hast.

___

___

___

___

1. Fachlicher Hintergrund

Chilis (engl. „Chillies") – die der Paprika verwandten Früchte aus denen man Cayennepfeffer herstellt – gehören zu den schärfsten Früchten, die man kennt. Sie sind heute relativ gut bekannt, da sie Bestandteil einiger „Trendgerichte" sind (Beispiel: Chili con Carne). Für den Unterricht sind sie in verschiedener Hinsicht interessant: Der scharfe Geschmack kann im Zusammenhang mit Sinnesphysiologie (riechen und schmecken) behandelt werden. In Kooperation mit der Geografie lässt sich am Beispiel von Paprika und Chili die Geschichte einer interessanten ursprünglich neuweltlichen Kulturpflanze bearbeiten.

Chili gehört wie Paprika zu den Nachtschattengewächsen (Capsicum frutescens = Chili, C. annuum = Paprika). Man verarbeitet sie ungemahlen als Einmachgewürz mit Gurken, Mixed Pickles oder Heringen. Sie sind auch Bestandteil der Chilisoße („Tabasco"). Gemahlen dienen sie zur Herstellung des sehr scharfen Cayennepfeffers. Dieser scharfe Geschmack wird durch das Alkaloid *Capsaicin* hervorgerufen. Es erregt die Schmerz- und Wärmerezeptoren der Haut und der Schleimhaut. Kurz darauf folgt eine Phase der Unempfindlichkeit. Hohe Dosen und eine längerfristige Anwendung führen zu einem Empfindlichkeitsverlust, schließlich zu toxischen Reaktionen. Paprikafrüchte enthalten außerdem etwa sieben mal soviel Vitamin C wie Zitronensaft. Daneben findet man Flavonoide, die die Durchblutung der Kapillargefäße fördern und damit der Arteriosklerose vorbeugen. Die rote Farbe wird durch Carotin (Provitamin A) hervorgerufen. Außerdem sind weitere Vitamine aus der B-Gruppe enthalten.

Die Paprikafrucht ist botanisch gesehen eine Beere, obwohl sie häufig als Schote bezeichnet wird (echte Schoten sind Streufrüchte, die sich bei der Reife der Samen öffnen). Dies mag daran liegen, dass sie im Gegensatz zu anderen Beeren – etwa der Tomate – mit der fleischigen Fruchtwand einen Hohlraum umschließt, der die kegelförmige Plazenta mit den Samen umgibt.

Die Pflanze wurde schon von Christoph Kolumbus aus der Neuen Welt mitgebracht und war als Pfefferersatz sehr gefragt. Spanier und Portugiesen pflanzten sie auch in ihren anderen Kolonien an.

Paprika ist zur Zeit ein sehr beliebtes Gewürz, von dem alleine in Deutschland mehr als 8000 Tonnen jährlich verbraucht werden. Man setzt es für Fleisch, Geflügel, Soßen, Gulasch, Schaschlick usw. ein. In der Volksmedizin gilt es seit alters her als Mittel gegen Verdauungsstörungen, Schwächezustände und Migräne. Die Scharfstoffe regen den Speichelfluss und damit die Verdauung an.

2. Auswertung

Chilis schmecken zunächst brennend scharf, dann tritt ein Wärmegefühl auf, dem schließlich eine gewisse Taubheit folgt. Ausgehend von dieser Geschmackserfahrung erforschen die Schülerinnen und Schüler verschiedene Früchte aus der Paprika-Gruppe (Gattung Capsicum von lat „capsa" = Schachtel, „Paprika" von serbokroatisch „paper" = Pfeffer). *Großfrüchtiger Gemüse-Paprika* (C. annuum var. grossum) ist weniger scharf und hat eine fleischige Fruchtwand, *Gewürz-Paprika* (C. annuum var. annuum) hat kleinere, schmalere Früchte, deren Fruchtwand weniger fleischig ist. Der Scharfstoff Capsaicin kann durch Schmecken lokalisiert werden: Er bildet sich vor allem in den Plazenten, in den Samen und in den Scheidewänden. Je größer der Anteil dieser Fruchtbestandteile in dem gemahlenen Paprikapulver, desto schärfer ist es. Durch probieren kann man die Reihenfolge ermitteln: *Delikatesspapika, Edelsüß, Halbsüß, Rosenpaprika, Scharfpaprika.* Chilies enthalten mit 0,6 bis 0,9% etwa doppelt soviel Capsaicin wie Gewürzpaprika-Früchte. Cayenne-Pfeffer ist entsprechend das schärfste Gewürz, das angeboten wird.

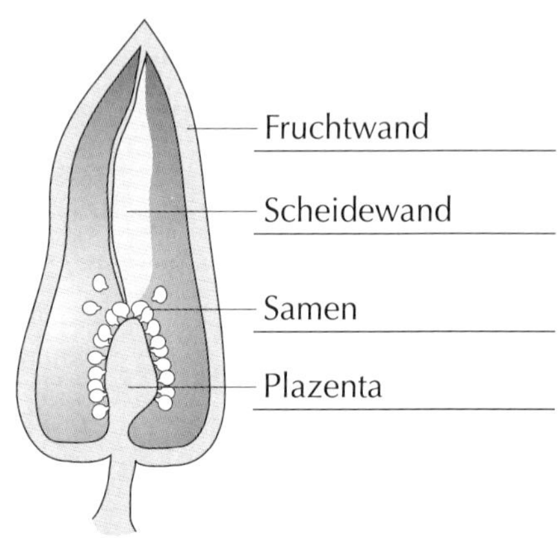

Paprikafrucht (Längsschnitt)

Cayennepfeffer brennt auf den Lippen, ein Zeichen dafür, dass nicht die Sensoren für Geschmack (Zunge) bzw. Geruch (Riechepithel der Nase) für die Wahrnehmung der Schärfe verantwotlich sind.

Name:	Klasse:	Datum:

Geh hin, wo der Pfeffer wächst

Diese Redewendung bezieht sich auf das südamerikanische Ursprungsgebiet der Chilipflanze, die auch als Cayennepfeffer bezeichnet wird. Cayenne ist die Hauptstadt der französischen Kolonie Guajana, die auf der gleichnamigen, dem Festland vorgelagerten Insel liegt. Auf ihr befand sich von 1858-1934 eine besonders gefürchtete Strafkolonie der Franzosen. Paprika gehört zu den ältesten Kulturpflanzen. Die Frucht wurde schon vor 4000 Jahren von peruanischen Indianern kultiviert.

Während man aus echten Paprikapflanzen (*Gewürzpaprika, Gemüsepaprika*) Paprikapulver verschiedener Geschmacksrichtungen gewinnen kann, wird aus Chili (Kolumbianischer Paprika) – einer anderen Art derselben Gattung – *Cayennepfeffer* hergestellt. In beiden Fällen werden die Gewürze durch Trocknen und Mahlen aus den Früchten hergestellt.

Aufgabe 1 (Chilipfeffer)

Besorge dir im Supermarkt etwas eingelegten Chilipfeffer. Nimm vorsichtig eine kleine Geschmacksprobe und schildere deine Empfindungen.

Aufgabe 2 (Gemüse- und Gewürzpaprika)

Sieh dich im Supermarkt um. Vielleicht entdeckst du Gemüsepaprika- und Gewürzpaprikafrüchte (Peperoni). Beschreibe deren Aussehen.

Schneide eine Paprikafrucht längs durch und beschrifte danach den abgebildeten Längsschnitt.

Die Paprikafrucht ist ähnlich aufgebaut wie die der Tomate. Sie gehört auch in dieselbe Familie (Nachtschattengewächse). Wie unterscheiden sich beide Früchte in ihrem inneren Aufbau?

Wo schmeckt die Paprikafrucht am schärfsten? Koste von der äußeren Fruchtwand, von den inneren Scheidewänden, von der Befestigungsstelle der Samen und von den Samen.

Kreuze in der Zeichnung an!

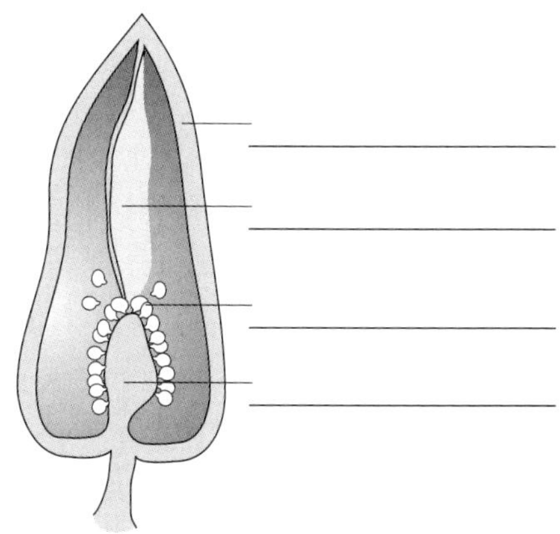

Aufgabe 3 (Paprikagewürz)

Gewürzpaprika wird aus vollreifen Paprikafrüchten durch Trocknen und Mahlen hergestellt. Die Schärfe hängt davon ab, welche Teile der Früchte bevorzugt verwendet werden. Man unterscheidet fünf Sorten:

Scharf-Paprika, Delikatess-Paprika, Edelsüß-Paprika, Halbsüß-Paprika und Rosen-Paprika.

Besorge dir im Supermarkt diese verschiedenen Sorten und probiere. Ordne sie nach ihrer Schärfe. Verwende zum probieren jeweils nur eine kleine Menge des Paprikapulvers („Messerspitze voll"). Iss dazwischen zur Geschmacksneutralisation etwas Weißbrot und trinke eventuell einen Schluck Wasser.

Mild				Beißend scharf

1. Fachlicher Hintergrund

Bei der Regulation des Wasserhaushaltes von Zellen, Geweben, Organen und Organismen spielen leicht lösliche Ionen und insbesondere das *Kochsalz* eine wichtige Rolle. Deshalb ist *Natriumchlorid* ein essentieller Nahrungsbestandteil und sein Mangel kann sich besonders bei starker körperlicher Anstrengung verbunden mit Schwitzen bemerkbar machen. Zudem eignet sich Kochsalz, da es regelmäßig den Speisen zugesetzt werden muss, auch dazu, der Bevölkerung wichtige Spurenelemente wie Iod und Fluor zugänglich zu machen. Salzkonzentrationen von Körperflüssigkeiten oder Zellflüssigkeiten sind für Transportvorgänge auf osmotischem Wege entscheidend: Werden zwei Lösungen unterschiedlicher Konzentration von einer Membran getrennt, die für das Lösungsmittel durchlässig aber für die gelösten Stoffe undurchlässig ist, so überwiegt die Diffusion des Lösungsmittels in Richtung der höheren Konzentration, da dort der Partialdruck des Lösungsmittels geringer ist. Diese einseitige Diffusion an halbdurchlässigen (semipermeablen) Membranen bezeichnet man als Osmose. Auf diese Weise können Lösungsmittel entsprechend einem Konzentrationsgefälle fließen.

Aufgrund ihres Gehaltes an gelösten Substanzen besitzen Zellsäfte und andere Körperflüssigkeiten einen bestimmten osmotischen Druck. Eine große Rolle spielen solche osmotischen Vorgänge z. B. bei der „Blutreinigung" in der Niere.

Iod ist Bestandteil des Schilddrüsenhormons Thyroxin. Da nahezu überall im Binnenland Iod in der Ernährung einen gewissen Mangelfaktor darstellt, ist in diesen Fällen Iodzusatz zum Speisesalz sinnvoll. Dasselbe gilt für Fluor, das mit einem Anteil von 0,34 ‰ am Zahnschmelz und 0,76 ‰ am Dentin vor allem für die Kariesprophylaxe wichtig ist.

Schließlich sei darauf hingewiesen, dass leichtlösliche Ionen für die elektrochemischen Vorgänge bei der Reizleitung in Nerven- und Muskelgewebe entscheidend sind.

2. Auswertung

Das Hühnerei im Versuch dient als Modell für den Körper. Mit geringerem Aufwand kann man die osmotische Wirkung von Salz auch an einer ausgehöhlten Kartoffel oder an einem Rettich deutlich machen. Der Vergleich der angebotenen Salzsorten im Supermarkt macht vor allem deutlich, dass Iod und Fluor zugesetzt werden, außerdem wird deutlich, dass neben „Steinsalz" auch „Meersalz" Grundlage für die Speisesalzherstellung sein kann. Bei der Auswertung sollte einmal auf die gesundheitliche Bedeutung von Iod und Fluor eingegangen werden, außerdem auf die Entstehung von „Steinsalzlagern". Der Versuch zur Eindampfung von Salzwasser zeigt, wie aus salzhaltigen Gewässern Salz rückgewonnen werden kann und wie so in geologischen Zeiten auch Salzlagerstätten entstehen können. In der Unterstufe begnügt man sich mit der Erklärung, dass Salz Wasser anzieht, um das Schrumpfen bzw. Aufgehen des Hühnereis zu begründen.

Eine physikalisch-chemische Behandlung der Osmose ist frühestens in der Mittelstufe möglich. Daraus lassen sich die übrigen Aufgaben beantworten: Isotonische Lösungen sind bei allen Injektionen und Infusionen wichtig, da es sonst durch osmotische Vorgänge im Körper und in den Körperflüssigkeiten vor allem auch im Blut (rote Blutkörperchen!) kommen würde. Die einfache Erklärung, dass zuviel Salz im Blut Bluthochdruck fördert, ist so nicht haltbar, da überschüssiges Salz in der Regel sofort wieder ausgeschieden wird. Trotzdem gilt für Patienten mit Bluthochdruck, dass sie ihren Kochsalzverzehr etwas einschränken sollten.

Wasserrückgewinnung im Körper ist besonders bei der Verdauung und bei der Exkretion (Nierentätigkeit) wichtig. Mit Speichel, Magensaft, Gallensaft, Bauchspeichel und Darmsaft werden täglich 7-10 l Wasser abgegeben, die im Dickdarm zurückgewonnen werden müssen. Hohe Salzkonzentrationen in der Darmwand unterstützen diese Rückresorption. Ähnlich wirken erhöhte Salzkonzentrationen im Bereich des Nierenmarkes.

Entkalkung von Hühnereiern

Reagenzien: Essigessenz (etwa 25 %ige Essigsäure) aus dem Supermarkt, Kochsalz oder Speisesalz, demineralisiertes Wasser

Durch Einlegen der Eier in Essigessenz (unverdünnt oder 1:1 verdünnt) wird die Kalkschale von drei gleich großen Hühnereiern aufgelöst. (Dauer 1-2 Tage). Man schüttet die Säurereste ab (Entsorgung über die Kanalisation), wäscht die schalenlosen Eier vorsichtig mit Leitungswasser und überführt sie dann in frische Gläser, die

a) mit demineralisiertem Wasser
b) mit isotonischer Kochsalzlösung (0,9 g Kochsalz pro 100 ml Wasser)
c) mit gesättigter Kochsalzlösung (mit Bodensatz)

gefüllt sind. Diesen Ansatz lässt man 2-3 Tage stehen. Dann wird der Versuch ausgewertet.

Name: **Klasse:** **Datum:** **37**

Lässt man Salz offen liegen, zieht es - wie wir aus Erfahrung wissen - Wasser an. Auch im Körper binden Salze Wasser. Wie jede Körperzelle, enthalten auch Hühnereier eine bestimmte Menge Salze. Löst man ihre Eischale in verdünnter Säure auf und legt die Eier dann

- in demineralisiertes (= salzfreies) Wasser,
- in eine sogenannte isotonische Kochsalzlösung (die mit 0,9 g/100 ml Wasser genauso viel Kochsalz enthält wie Körperflüssigkeiten) oder
- in gesättigte Kochsalzlösung

Nehmen die Eier unterschiedliche Formen an?

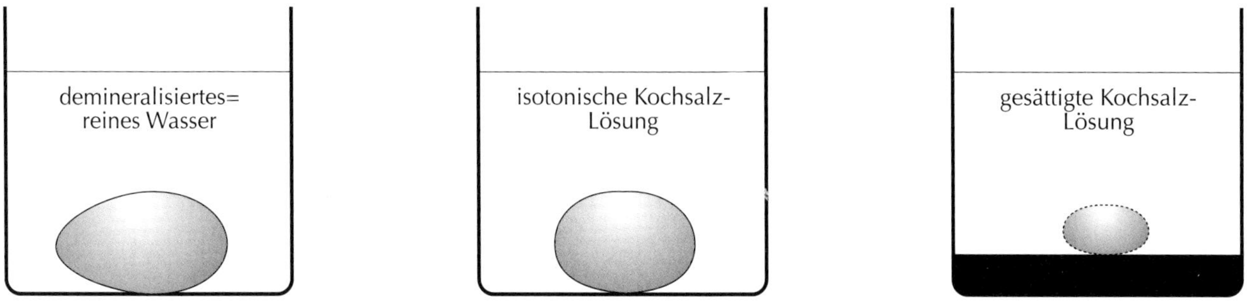

Aufgaben

Versuche, Antworten auf folgende Fragen zu finden:

1. Erkläre das unterschiedliche Aussehen der Eier in den verschiedenen Lösungen. Welche Eigenschaft muss die Eihaut des Hühnereis aufweisen

2. Warum müssen Arzneimittel in Injektionen oder Infusionen immer in sogenannter „isotonischer Lösung" verabreicht werden? Warum darf man keinesfalls demineralisiertes Wasser oder konzentrierte Salzlösungen spritzen?

3. Warum ist ausgewogener Salzverzehr nach dem Motto „allzuviel wie allzuwenig ist ungesund" für einen angemessenen Blutdruck wichtig? (Salze in der Nahrung gelangen über die Darmwand unmittelbar ins Blut).

4. Wo ist im Körper Wasserrückgewinnung nötig? Wie können Salze dazu beitragen?

Schaue dir im Supermarkt das Angebot an Speisesalzen an. Wo kommt das angebotene Salz her und welche Inhaltsstoffe werden auf den Packungen angegeben? Stelle die Ergebnisse in einer Tabelle zusammen.

Name des Produktes	Herkunft	Wichtige Zusatzstoffe, die auf der Packung angegeben sind

Iod und Fluor benötigt und verträgt unser Körper nur in geringsten Mengen. Berechne – gestützt auf die Packungsaufschrift – wieviel Iod und Fluor du aufnimmst, wenn du 5 g Speisesalz einer bestimmten Marke am Tag verbrauchst.

1. Fachlicher Hintergrund

Pfeffer ist ein sehr altes und wirtschaftlich bedeutendes Gewürz. Es wird vielseitig verwendet, manche verfeinern sogar Süßspeisen mit Pfeffer. Bunte Pfeffermischungen werden aus optischen Gründen für durchsichtige Pfeffermühlen angeboten. Die darin enthaltenen roten Körner stammen allerdings nicht von der Pfefferpflanze, sondern von Schinus molle, dem sogenannten Peruanischen Pfefferstrauch. Wegen giftiger Inhaltsstoffe sind diese Früchte als Gewürz nicht zu empfehlen.

Die Pfefferpflanze (Piper nigrum, Fam. Piperaceae) ist ein Luftwurzeln bildender Kletterstrauch (Kletterhöhe bis 15 m). Im südlichen Indien wird sie seit über 2000 Jahren angebaut. Heute wird sie in allen tropischen Ländern kultiviert, z.B. Indien, Ceylon, Indonesien, Malaysia, Brasilien, Madagaskar). Die Exportstatistiken (ca. 100.000 t/Jahr) erfassen nur einen Teil der Produktion, da ein großer Teil der Ernten im Erzeugerland verbraucht wird.

Pfefferart	schwarzer Pfeffer	grüner Pfeffer	weißer Pfeffer
Teile des Pfefferstrauches	unreife, grüne Steinfrüchte (häufig als „Pfefferkörner" bezeichnet)	unreife, grüne Steinfrüchte	reife, rote Früchte
Verarbeitung	getrocknet, dadurch schwarzbraun und runzelig	ungetrocknet in Essig oder Salzlake eingelegt	Fruchtfleisch fermentativ entfernt, danach getrocknet
Aroma	scharf	sehr aromatisch, weniger scharf	weniger scharf als der schwarze Pfeffer

Für das Aroma ist das Pfefferöl verantwortlich, die Schärfe wird vor allem durch den Scharfstoff *Piperin*, einem Alkaloid, verursacht. Scharfstoffe erzeugen den scharfen Geschmack durch Reizen der Thermorezeptoren der Schleimhäute, was die Speichel- und Magensaftsekretion reflektorisch anregt. Die Eigenschaft des Pfeffers, Schleimhäute zu reizen, macht man sich z. B. bei der Herstellung von Niespulver aus Pfeffer zunutze.

Die Beeren des in Süd- und Mittelamerika beheimateten Busches Capsicum frutescens sind bei uns als Cayennepfeffer oder Chilli bekannt. Sie zählen zur Familie der Nachtschattengewächse (Solanaceae), sind also nicht mit der Pfefferpflanze verwandt. Die Beeren liefern ein besonders scharfes Gewürz aufgrund ihres hohen Gehalts an *Capsaicin* (0,5-1,5%), einem anderen Scharfstoff.

Die roten „Pfefferkörner" stammen von einem südamerikanischen Strauch mit gefiederten Blättern. Dieser „Peruanische Pfefferstrauch" (Schinus molle) ist mit Pistazia verwandt (Fam. Anacardiaceae).

(vgl. Einheit „Pfeffer aus Cayenne", S. 88f.)

2. Auswertung

Abgebildete Pflanzen: a) Paprika, b) Chili, c) Pfeffer

Pfeffer ist Bestandteil verschiedener Gewürzmischungen wie Curry, dem indischen Garam Masala, Pizzagewürz. Manche verwenden Pfeffer zur Geschmacksintensivierung sogar in Süßspeisen. Pfefferkuchengewürz enthält allerdings keinen Pfeffer. Pfefferkuchen ist eine alte Bezeichnung für kräftig aromatisch schmeckende Lebkuchen.

Worte/ Sprüche mit Pfeffer: Bleib' wo der Pfeffer wächst / gepfefferte Aufgabe / Pfeffer im Arsch / Pfefferkuchen.

Reiche Kaufleute wurden früher abwertend als „Pfeffersäcke" bezeichnet.

Name: **Klasse:** **Datum:** **38**

1. Vergleiche schwarzen Pfeffer, weißen Pfeffer, grünen Pfeffer und roten Pfeffer hinsichtlich des Geschmacks. Klebe einige Körnchen (evtl. weitere) in untenstehende Tabelle. Nenne die Herkunftsländer und die heutige Verbreitung der Pflanzen.

	Schwarzer Pfeffer	Weißer Pfeffer	Grüner Pfeffer	Roter Pfeffer
Pflanze	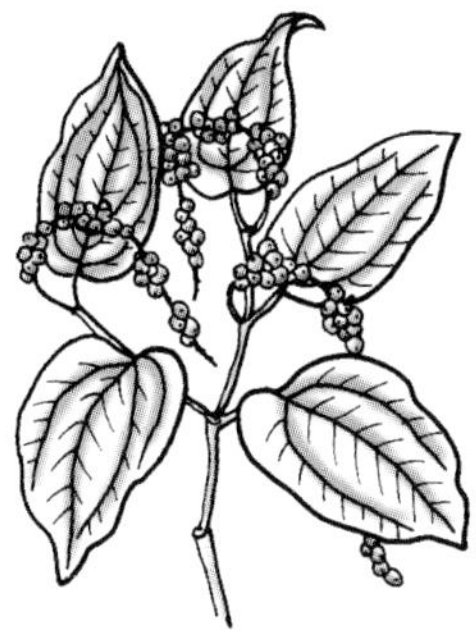			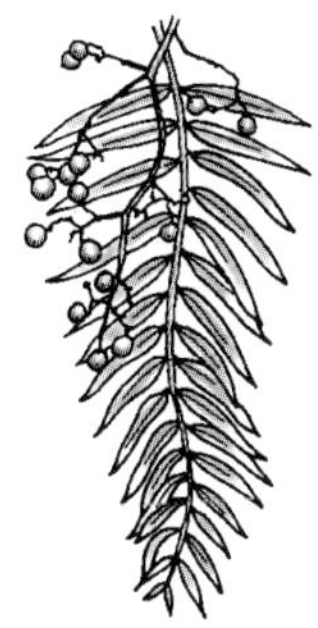
Geschmack				
Früchte				
Herkunftsländer und heutige Verbreitung				

2. Pfeffer ist Bestandteil verschiedener Gewürzmischungen. Nenne Beispiele aus dem Supermarkt. Ist im Pfefferkuchengewürz auch Pfeffer enthalten?

3. Sammle Worte und Sprüche mit Pfeffer und erkläre die Bedeutung

Begriffe/ Sprüche	**Bedeutung**

1. Fachlicher Hintergrund

Apfelsaft ist der beliebteste Fruchtsaft. 1997 lag der Pro-Kopf-Verbrauch an Fruchtsäften bzw. Fruchtnektaren in Deutschland bei 41,4 Litern. Apfelsaft lag mit durchschnittlich 12,8 Litern an der Spitze, gefolgt von Orangensaft mit 10,4 Litern. Fruchtsäfte sind auch als Durstlöscher beliebt und kommen an vierter Stelle hinter Bier, Mineralwasser und Limonade.

Fruchtsaft wird mit Hilfe mechanischer Verfahren wie Zerkleinern, Pressen oder Zentrifugieren aus verschiedenen einheimischen Früchten wie Äpfeln, Johannisbeeren, Kirschen oder Weintrauben und tropischen Früchten, z. B. Orangen, Ananas oder Banane, gewonnen (einzelne Schritte: Vorbereiten der Früchte, Entsaftung, Saftbehandlung, Haltbarmachung). Um mikrobiellen Verderb zu vermeiden, werden Fruchtsäfte z. B. durch Pasteurisieren, Konzentrieren oder Gefriertrocknen haltbar gemacht.

Fruchtsäfte können auch aus konzentriertem Fruchtsaft und Wasser gewonnen werden. Dazu werden die Früchte im Erzeugerland konzentriert und erst im Verbraucherland rückverdünnt. Die Konzentrate sind länger haltbar und können einfacher gelagert und transportiert werden. Bei der Konzentrierung gehen Aromastoffe verloren. Sie werden mit einem speziellen Verfahren rückgewonnen und dem Saft bei der Rückverdünnung wieder zugesetzt. Ein Fruchtsaft ist sozusagen ein „100%iger Saft", dem auch nur max. 15 g Zucker pro Liter zugesetzt werden dürfen (gilt nicht für saure Säfte).

Beim **Fruchtnektar** wurde der Fruchtsaft- und/oder Fruchtmarkanteil durch Zusatz von Wasser auf 25 bis 50 % verringert, zudem darf er bis zu 20 % bestimmter Zuckerarten enthalten. Fruchtnektare werden vorwiegend aus Früchten hergestellt, die von Natur aus sehr viel Fruchtsäure oder viel Fruchtfleisch enthalten bzw. sehr aromatisch sind, z. B. Schwarze Johannisbeeren, Sauerkirschen oder Bananen. Fruchtnektar enthält wie Fruchtsaft keine Farb- oder Konservierungsstoffe. Eine Vitaminanreicherung muss auf dem Etikett vermerkt sein.

Der Fruchtanteil in **Fruchtsaftgetränken** schwankt zwischen 6 Prozent bei Zitrussaft und 30 Prozent bei Kernobst- oder Traubensaft. Der Fruchtsaft dient als Geschmacksgeber. Weitere Inhaltsstoffe sind Trinkwasser, natürliche Fruchtaromen und Zucker.

Den geringsten Fruchtanteil haben **Limonaden** (3 bis 15 %). Sie zeichnen sich durch den Zusatz natürlicher Aroma- und Farbstoffe, Kohlensäure und Zucker aus. Zur Geschmacksabrundung dürfen Wein- oder Zitronensäure, Milchsäure oder Apfelsäure verwendet werden. Cola-Getränke zählen zu den Limonaden und enthalten 65 bis 250 mg Coffein pro Liter. Chinin darf in Bitterlimonaden bis zu 85 mg pro Liter enthalten sein.

Fruchtsirup wird aus Früchten, Fruchtsaft oder konzentriertem Fruchtsaft hergestellt. Er ist dickflüssig und durch einen hohen Zuckergehalt (max. 680 g/l) haltbar gemacht. Als Zusätze sind erlaubt: Wasser, Wein- und Milchsäure, Schalenaroma bei Zitrusfruchtsirup und Kirschsaft zum Färben von Himbeersirup.

Ernährungsphysiologische Bedeutung von Säften: Fruchtsäfte und Fruchtnektare enthalten Mineralstoffe und Vitamine, abhängig von deren Gehalt in der Ausgangsfrucht. Besonders reich an Vitamin C sind die Säfte aus Schwarzen Johannisbeeren, Orangen und Grapefruit. Mit nur einem Viertel Liter dieser Säfte kann ein Erwachsener seinen Tagesbedarf an Vitamin C von 75 mg decken.

	0,2 l Orangensaft	0,2 l Apfelsaft
Energie	390 kJ / 93 kcal	394 kJ 7 94 kcal
Vitamin C	70 mg	abh. von Sorte
Provitamin A	0,18 mg	0,14 mg
Kalium	350 mg	240 mg
Calcium	22 mg	12 mg
Magnesium	24 mg	10 mg

2. Auswertung

Zur Aufgabe 1 vgl. oben „Fachlicher Hintergrund"

Anbauländer (Beispiele zu Aufg. 2)

Banane	Ekuador, Honduras, Costa Rica, Panama
Ananas	Thailand, Philippinen, Brasilien, China, Indien, Nigeria, Indonesien, Kolumbien ...
Apfel	Deutschland, Italien, Frankreich, Argentinien, Chile ...
Mango	gesamter Tropengürtel bis in die Subtropen, z. B. Indonesien, Thailand, Indien ...
Pfirsich, Nektarine	Italien, Spanien, Frankreich, Griechenland, USA, China ...
Kirsche	Italien, Deutschland, Frankreich, Spanien, USA ...
Orangen, Zitronen	Brasilien, USA, Spanien, Mexiko, Italien, Griechenland ...
Guave	Tropenländer (Florida bis Kolumbien)
Aprikose	Türkei, Spanien, Italien, GUS-Staaten, Frankreich, USA, Griechenland ...
Maracuja	Tropenländer, v. a. Südamerika, z. B. Kolumbien

Zur Aufgabe 3 vgl. oben „Fachlicher Hintergrund".

Name: Klasse: Datum: **39**

1. Suche bei einem Gang durch den Supermarkt nach den unten aufgeführten Getränken. Wie unterscheiden sie sich in ihrer Zusammensetzung (Fruchtanteil, Zuckerzusatz, Aromastoffe, Vitamine)? Vergleiche die Packungsaufschriften.

Fruchtsaft

Fruchtsaftgetränk

Fruchtnektar

Limonade

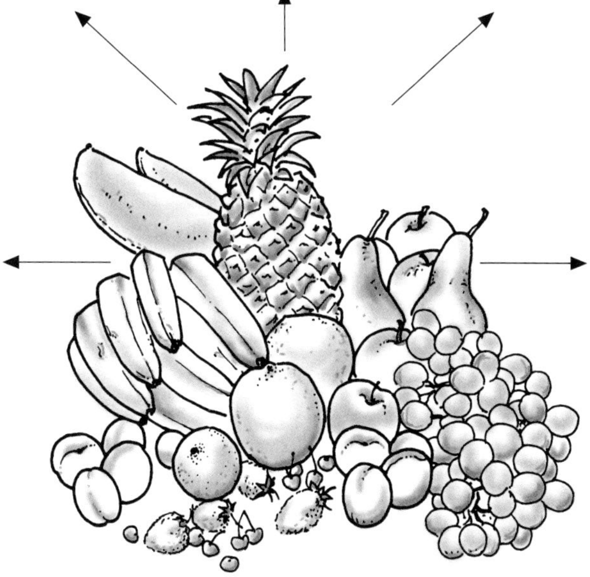

Sirup

2. Wo werden die Früchte angebaut, deren Säfte im Supermarkt angeboten werden?

3. Viele Säfte werden bei uns als „Saft aus ...saftkonzentrat" angeboten. Was bedeutet das? Welche Gründe gibt es für diese Herstellungsweise?

1. Fachlicher Hintergrund

Als SchwarzenTee bezeichnet man den Aufguss aus fermentierten Blättern, Blattknospen und/oder zarten Stielen der Teesträucher *Camellia sinensis* und *Camellia assamica* und deren Hybriden, die v.a. in Indien, China, Japan und Indonesien angebaut werden. Aus den unfermentierten Blättern wird Grüner Tee aufgegossen.

Aufgüsse aus den Teilen anderer Pflanzenarten werden „Kräutertee" genannt. Dabei werden oft auch Blüten und Wurzeln verwendet.

Anbau/Ernte: In freier Natur wird der Teestrauch bis zu 15 m hoch. In Teekulturen – v. a. in China, Japan und Indien – lässt man ihn nur 60-150 cm hoch werden, um die Triebspitzen leichter ernten zu können. Nach 4-5 Jahren kann zum ersten Mal geerntet werden, im Schnitt wird der Strauch 60-70 Jahre genutzt. Je nach Lage und klimatischen Verhältnissen können die weißlich behaarten Blattknospen 8-9 Monate im Jahr oder das ganze Jahr hindurch alle 8-10 Tage geerntet werden (*Pekoe* als Bezeichnung für verschiedene Teesorten kommt von pekko = Silberhaar). Tee wird meist von Hand gepflückt. Erfahrene Pflückerinnen wählen nur bestimmte Triebe aus. Maschinell gepflückter Tee ist von minderer Qualität.

Verarbeitung: Beim ersten Schritt, dem Welken, wird der Feuchtigkeitsgehalt um ca. 30 % gesenkt, indem man Heißluft über die Blätter streichen lässt. Beim maschinellen Rollen, zwischen gegeneinander kreisenden Metallplatten, brechen die Zellwände des Teeblatts auf und Feuchtigkeit tritt aus. Dabei verklumpen die Blätter und werden der Größe nach ausgesiebt. Der Feinanteil geht direkt in die Fermentation. Bei der Fermentation färben sich die blassgrünen Blätter unter Einwirkung von Luftsauerstoff kupferrot. Bei diesem Oxidationsprozess wird der Gerbstoffgehalt reduziert. Auch Coffein(Tein)-Gehalt und Aromastoffe werden durch die Fermentation verändert. Anschließendes Rösten in Heißlufttrocknern unterbricht den Fermentiervorgang. Die Teeblätter werden auf etwa 6 % Feuchtigkeit getrocknet. Durch Sortierung über Siebe unterschiedlicher Maschenweite erhält man neben Blatt-Tee den sog. Broken-Tee (kleinblättriger Tee).

Sortierung des Broken-Tees	**F**lowery **B**roken **O**range **P**ekoe (FBOP)	**B**roken **O**range **P**ekoe (BOP)	**B**roken **P**ekoe (BP)	**F**annings (F)	**D**ust (D)
Bestandteile	junge Blätter, viele Blattknospen	junge Blätter wenig Knospen	gröbere Blätter	kleine Blattteilchen	kleinste Sortierung
Aufguss	mild aromatisch	kräftig	dünn	kräftig	kräftig

Gesundheitliche Aspekte: Mit drei bis fünf Tassen Tee wird etwa 1 mg Fluorid aufgenommen; das entspricht der zur Kariesprophylaxe empfohlenen täglichen Zufuhrmenge. Weiterhin ist Tee kaliumreich und enthält, abhängig von Herkunft und Bearbeitung, erwähnenswerte Konzentrationen an B-Vitaminen. Aber: Tee sollte nicht zu Hauptmahlzeiten getrunken werden, da die Gerbstoffe mit dem in der Nahrung enthaltenen Eisen schwerlösliche Komplexe bilden, die nicht resorbiert werden können.

Warum wirkt kurz aufgebrühter Tee anregend? Das Coffein geht bereits in den ersten zwei Minuten in Lösung, während die eher beruhigend wirkenden Gerbstoffe den Teeblättern erst bei längerem Stehen entzogen werden.

2. Auswertung

Schwarzer Tee: fermentierter Tee / **Grüner Tee:** unfermentierter Tee, dessen Blätter blanchiert, gerollt und unter Erhalt der natürlichen Blattfarbstoffe getrocknet werden. / **Tee-Aufgussbeutel** enthalten meist Fannings und Dust, die beide sehr ergiebig und kräftig sind und schnell färben. / **Tee-Extrakt:** aus beispielsweise gefriergetrockneten wässrigen Auszügen von Teeblättern hergestellt. Meist als Zitronenteegetränk angeboten mit Zusatz von Zucker, Traubenzucker und Zitronensäure

Name:	Klasse:	Datum:

40

Verpacke Proben verschiedener Teesorten in kleine durchsichtige Tütchen und klebe sie in die entsprechenden Felder. Du kannst auch kleine Teeproben mit Folienstückchen überkleben. Unterscheiden sich die Proben optisch und/oder geruchlich?

Schwarzer Tee (FBOP)	Schwarzer Tee (BP)
Tee aus dem Teebeutel	Aromatisierter Tee
Grüner Tee	Tee-Extrakt z.B. Zitronenteepulver

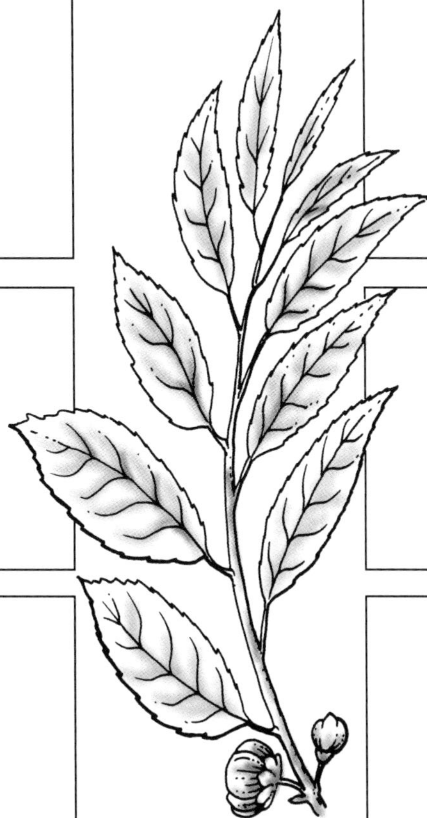

Schlage in einem Lexikon nach, wie sich schwarzer und grüner Tee in der Herstellung unterscheiden.

Spiel: „Geruchsdöschen"

Fülle Proben von aromatisierten Tees in leere Filmdöschen. Öffne den Deckel vorsichtig und lasse einen Mitschüler oder eine Mitschülerin daran riechen. Erkennt er/sie die unterschiedlichen Aromen?

Gibt es geruchliche Unterschiede bei den verschiedenen nicht aromatisierten Schwarztees?

Bereite Tee aus den verschiedenen Teesorten. Schmecken sie unterschiedlich?

Rezept: Tee-Früchte-Bowle (für ca. 16 Gläser)

12 Teelöffel Tee, 1 l Wasser, 200 g Zucker, ¼ l Zitronensaft, ¼ l Orangensaft, 1 Zitrone, 1 Orange, 1 Tasse Erdbeeren oder andere Früchte, Eiswürfel

Brühe den Tee mit heißem Wasser auf und lasse ihn 5 Minuten ziehen. Danach seihst du die Blätter ab. Gebe den Zucker dazu und stelle alles kalt. Schneide Zitrone und Orange in Scheiben. Nun gebe Zitronensaft, Orangensaft und alle Früchte zum Tee und serviere die Bowle mit Eiswürfeln.

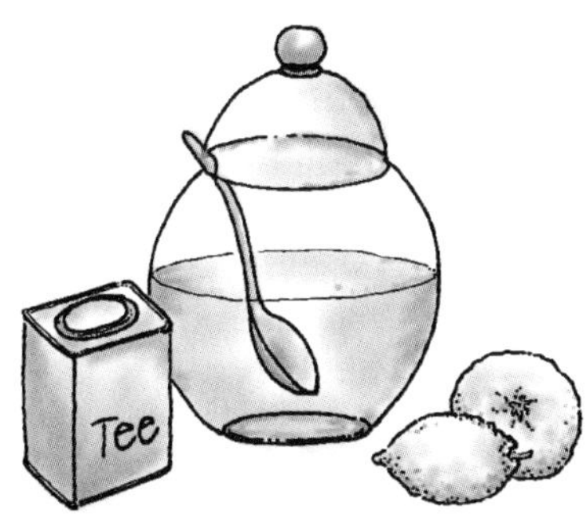

41 Kaffee, die anregende Bohne

1. Fachlicher Hintergrund

Rohkaffee ist heute nach Erdöl das zweitwichtigste Welthandelsprodukt und jeder Schülerin und jedem Schüler bekannt. Der Pro-Kopf-Verbrauch in Deutschland lag 1995 bei 7,1 kg Rohkaffee, das entspricht etwa 169 Litern Kaffee.

Biologie der Kaffeepflanze: Der Kaffeestrauch (Coffea arabica, Rubiaceae) stammt ursprünglich aus Äthiopien. Von den etwa 70 Coffea-Arten sind nur zwei Arten von Bedeutung: Coffea arabica deckt 75 % der Weltproduktion, Coffea canephora die restlichen 25 %. Die Hauptanbaugebiete liegen in Süd- und Mittelamerika in 600 bis 1800 m Höhe, aber auch in Westafrika und Indonesien.

Anbau/Ernte: Wildwachsende Kaffeesträucher können 10 bis 15 m hoch werden, in der Plantage werden sie durch ständigen Rückschnitt auf 2,5 bis 3 m gehalten. Die erste Ernte ist nach intensiver Pflege und Bearbeitung nach 3-5 Jahren möglich. Außer in Brasilien wird fast ausschließlich von Hand geerntet. Die Ernte dauert mehrere Monate, da es Vor-, Haupt- und Nachblüte gibt. Zur Ernte werden Saisonarbeiter eingestellt, die die Sklaven des vergangenen Jahrhunderts ersetzen. Kaffeeanbau und Ernte sind auch heute noch von sozialen Problemen begleitet. Dem Plantagenarbeiter verbleibt nur ein geringer Anteil des Endpreises als Lohn (s. Tabelle einer idealtypischen Kalkulation).

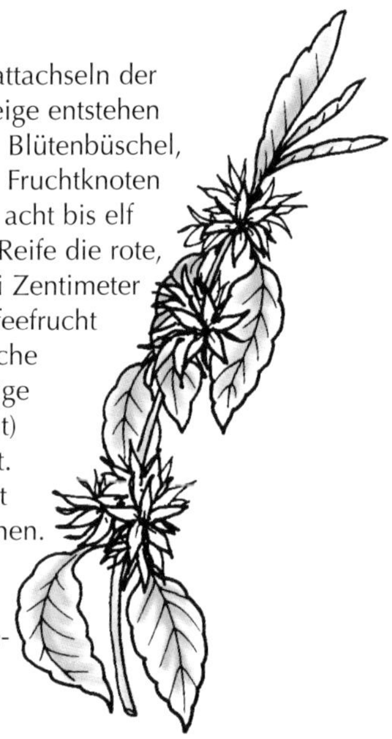

In den Blattachseln der Seitenzweige entstehen gedrängte Blütenbüschel, aus deren Fruchtknoten sich nach acht bis elf Monaten Reife die rote, etwa zwei Zentimeter lange Kaffeefrucht oder -kirsche (zweisamige Steinfrucht) entwickelt. Sie enthält zwei bohnenförmige Samen, die Kaffeebohnen.

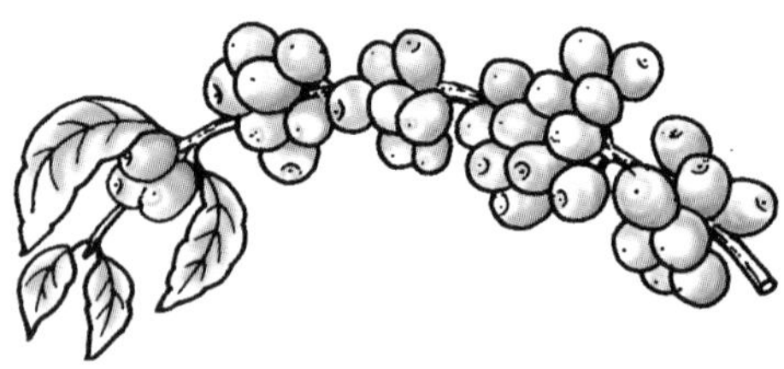

Zur Gewinnung des Rohkaffees wird das Fruchtfleisch entweder mit Schälmaschinen oder enzymatisch abgetrennt. Durch die anschließende Röstung bei 200-250 °C entwickelt sich das typische Kaffee-Aroma (es besteht aus etwa 730 verschiedenen Stoffen). Die grünen Kaffeebohnen werden allerdings erst in den Verbrauchsländern geröstet, da sie nach dem Rösten schnell an Aroma verlieren.

Wirkungsweise von Coffein: Coffein führt zu einer allgemeinen Erregung des Zentralnervensystems, es steigert die Herztätigkeit und erhöht den Blutdruck. Dadurch führt Coffein zu einer kurzfristigen Steigerung der körperlichen und geistigen Leistungsfähigkeit.

Übermäßiger Kaffeegenuss kann zu Einschlafstörungen, unruhigem Schlaf, Herzklopfen oder Übelkeit führen, verursacht aber keine Sucht im eigentlichen Sinn.

Idealtypische Kalkulation:	
Plantagenarbeiter	5 %
Plantagenbesitzer	8,5 %
Exporteur / Zwischenhändler	4 %
Exportsteuer	17 %
Seefracht	1,5 %
Zoll	2 %
Kaffeesteuer	18 %
Mehrwertsteuer	8 %
Importeur	7 %
Röstkosten	6 %
Einzelhändler	23 %
	100 %

2. Auswertung

Im Unterricht wird Kaffee meist zusammen mit anderen anregenden Genußmitteln (Tee, Cola) behandelt.

Coffeinhaltige Lebensmittel: **Kaffeebohnen (1-1,5 %), schwarzer Tee (bis 5 %), Mate-Tee (0,3-1,5 %), Cola-Getränke (1,5 %) (übrigens: auch Kakao-Kerne enthalten Coffein (0,2 %)).**

Röstkaffee: Die Kaffeebohnen werden geröstet und als ganze Bohnen oder gemahlen verkauft. **Pulverkaffee**: Aus gerösteten, gemahlenen Kaffeebohnen wird ein Flüssigextrakt bereitet, dem durch Gefriertrocknung das Wasser entzogen wird. **Entcoffeinierter Kaffee:** Das Coffein wird vor dem Rösten durch spezielle Verfahren entfernt. **Ersatz-Kaffee:** aus gerösteten Pflanzenteilen, z. B. Gerste oder Roggen (Getreidekaffee), Gerstenmalz (Malzkaffee), Zichorie, Zuckerrüben, Erdnüsse, Sojabohnen u. a., die beim Aufbrühen eine ähnliche Farbe und einen ähnlichen Geschmack wie Kaffee ergeben.

Name:	Klasse:	Datum:

Verpacke Proben verschiedener Kaffee-Aufbereitungsformen in kleine durchsichtige Tütchen und klebe sie in die entsprechenden Felder. Unterscheiden sich die Proben optisch und/oder geruchlich?

Röstkaffee (ganze Bohnen)	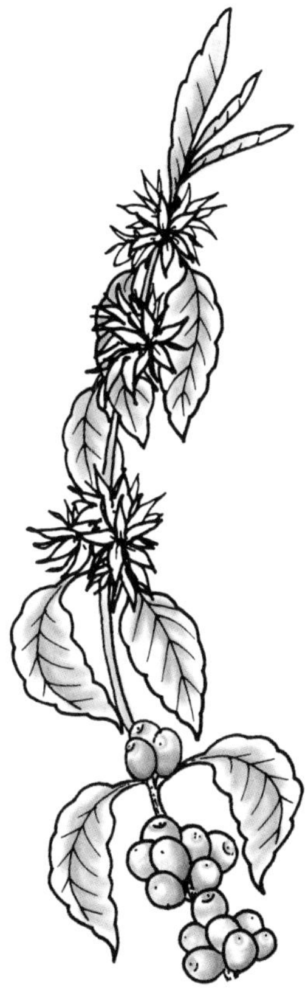	Röstkaffee (gemahlen)
Pulverkaffee		Ersatzkaffee
Kaffee entcoffeiniert		Malzkaffee

Suche Lebensmittel, die **Coffein** enthalten? (Rundgang durch den Supermarkt)

____

____

____

Untersuche: Wieviel Kaffee wird in der Schule getrunken (Lehrerzimmer)? Wieviel Kaffee trinkt man in deiner Familie? (Berechne die ungefähre Jahresmenge).

Schule: ____

Familie: ____

Wir halten eine Kaffeepflanze im Klassenzimmer: In einem Raum von 20 °C und in stets feuchter Erde kannst du mit etwas Geduld Samen, die du in Samenfachhandlungen erhältst, zum Keimen bringen. Dann kannst du das Wachstum vom Keimling zur Pflanze beobachten.

Übrigens **Ein Problem, über das es sich zu sprechen lohnt!**

Alternativer Kaffee: Bestimmte Organisationen vertreiben sog. „TransFair-Kaffee": Auf den Kaffeepreis wird ein Solidaritätszuschlag aufgeschlagen. Damit kann den Kleinbauern ein Mindestpreis für ihren Kaffee garantiert werden. Weiterhin erhalten sie Unterstützung bei Ausbildung und Selbsthilfeprojekten.

1. Fachlicher Hintergrund

Heute ist der Konsum isotonischer Sportlergetränke weit verbreitet. Sie werden schon nach kleinsten körperlichen Anstrengungen oder gar in der Mittagspause getrunken, um den vermeintlichen starken Mineralstoffverlust auszugleichen. Dieses Verhalten gilt es kritisch zu hinterfragen.

Der Mensch braucht täglich wichtige Mineralien, Vitamine und sogenannte Spurenelemente. Inwieweit Normalbürger ihren Tagesbedarf auch ohne Spezialgetränke decken können, kann leicht errechnet werden. Das Element Natrium (z. B. in Kochsalz NaCl enthalten) wird in der Regel nicht separat benötigt, da es kaum Mangelerscheinungen in unserer Zivilisation gibt. Eher noch wirkt es schädlich (Mitursache von Bluthochdruck?), besonders dann, wenn es in Form eines Sportlergetränkes konsumiert, aber kein ausgleichender schweißtreibender Sport durchgeführt wird. Dass mit dem Schweiß Mineralstoffe abgegeben werden, können Schüler daran erkennen, dass er salzig schmeckt.

Auch das fettlösliche Vitamin E ist in hoher Dosierung eher schädlich, während zu viel aufgenommenes Vitamin C durch den Harn wieder ausgeschieden wird.

Sportlergetränke wurden primär für Hochleistungssportler konzipiert, die sehr stark schwitzen und damit einen hohen Mineralverlust erleiden. Der Zusatz von Vitaminen ist in diesen Zusammenhang eigentlich unnötig, da sie nicht „ausgeschwitzt" werden. Deshalb muss man beim Vergleich von Sportlergetränken mit anderen Getränken den Mineralstoffanteil in den Vordergrund stellen. Dabei kann man besonders darauf achten, dass Magnesiummangel für Krämpfe verantwortlich sein kann.

Tagesbedarf eines Erwachsenen:

Natrium	2-3 g
Kalium	2-3 g
Magnesium	0,2-0,35 g
Kalzium	0,6 g
Vitamin C	75-100 mg
Vitamin E	15-30 mg

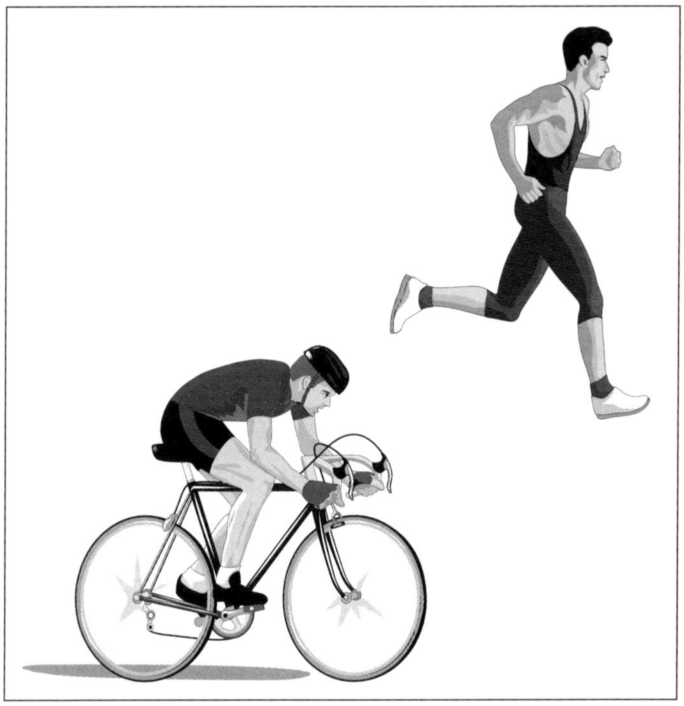

Isotonische Getränke weisen eine ähnliche Zusammensetzung auf wie der Körperschweiß. Sie werden rasch vom Darm ins Blut aufgenommen. Da nach den meisten sportlichen Tätigkeiten eine längere Ruhepause folgt, spielt die Geschwindigkeit der Resorption keine große Rolle. Von Vorteil sind solche Getränke allerdings dann, wenn sie während einer langanhaltenden sportlichen Tätigkeit konsumiert werden, z. B. während eines Marathonlaufes oder während einer mehrstündigen Radrennveranstaltung.

2. Auswertung

Der Vergleich einer „Schorle" aus Sprudel und Apfel- oder Orangensaft mit einem Sportlergetränk zeigt, dass unter normalen Umständen auch mit einem solchen Getränk der Mineralstoffverbrauch ausgeglichen werden kann. Daraus kann die Schlussfolgerung gezogen werden, dass selbst bei normalen sportlichen Belastungen die teuren isotonischen Sportlergetränke nichts bringen und sogar im Gegenteil gewisse gesundheitliche Risiken bergen (hoher Natriumgehalt).

Name:	Klasse:	Datum:

1. Vergleiche die Mineralstoffe eines isotonischen Durstlöschers mit Milch, Apfel- und Orangensaft in dieser Tabelle.

	Inhalt eines Sportlergetränkes 500 ml; (Preis ca. 2,30 DM)	Apfelsaft (500 ml)	Orangensaft (500 ml)	Milch (500 ml)
Natrium (Na^+)	1330 mg	11 mg	7 mg	240 mg
Kalium (K^+)	190 mg	580 mg	860 mg	785 mg
Magnesium (Mg^{++})	25 mg	20 mg	60 mg	60 mg
Kalzium (Ca^{++})	15 mg	35 mg	75 mg	600 mg
Vitamin C	200 mg	7 mg	220 mg	8,5 mg
Vitamin E	4,5 mg	wenig	wenig	wenig

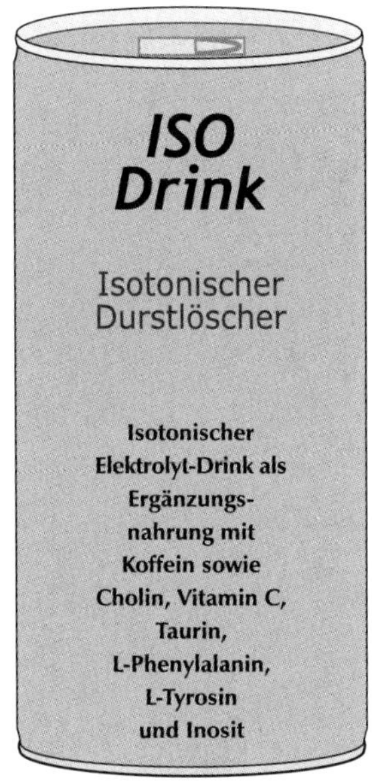

Nimm Stellung

____

____

____

2. Isotonische Getränke

Isotonische Getränke weisen eine ähnliche Zusammensetzung auf wie Körperflüssigkeiten. Sie werden vom Darm schnell ins Blut aufgenommen. Vergleiche die Inhaltsstoffe eines „Sportlergetränks" mit den Mineralstoffen in verschiedenen Sprudelsorten (s. Etikett). Wann würdest du ein Sportlergetränk einem normalen Mineralwasser vorziehen? (Denke daran, dass ein übermäßiges Einnehmen von Kochsalz (= Natriumchlorid) schädlich sein kann).

____

____

____

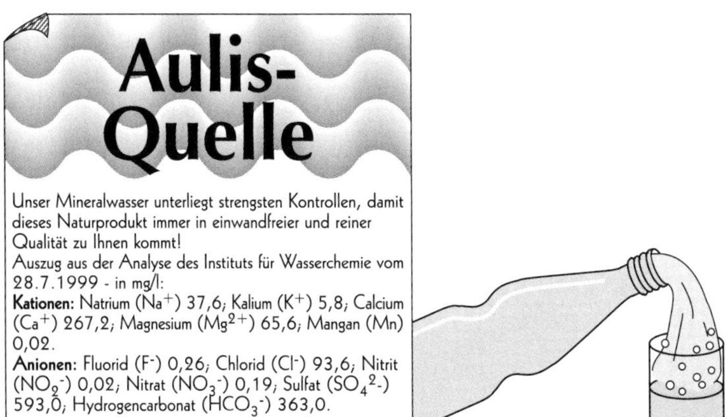

3. „Eine Apfelsaftschorle (halb Apfelsaft, halb Sprudel) ist der beste Durstlöscher!"

Bewerte und erkläre diese Aussage.

____

____

____

____

____

____

____

____

1. Fachlicher Hintergrund

Vorratswirtschaft ist eine Grundlage menschlicher Kultur. Voraussetzung für die Haltbarmachung von Nahrungsmitteln sind verschiedene Methoden der „Konservierung", durch die die Aktivitäten von zersetzenden Mikroorganismen eingeschränkt werden.

Normalerweise werden Lebensmittel wie alle anderen organischen Abfallstoffe von Zersetzern bis zu einer anorganischen Stufe abgebaut:

- Kohlenhydrate und Fette zu Kohlenstoffdioxid und Wasser
- Eiweißstoffe außerdem zu Ammoniak, Ammonium, Nitrit, Nitrat, Schwefelwasserstoff und Schwefeldioxid
- Nukleinsäuren außerdem zu anorganischen Phosphaten.

Auch andere organisch gebundene Elemente wie Eisen, Magnesium, Mangan usw. werden bei diesen Abbauprozessen wieder als einfache anorganische Verbindungen freigesetzt und so dem Stoffkreislauf zugeführt.

Während dieser Abbauprozesse entstehen allerdings auch für viele Lebewesen und auch für den Menschen giftige Abbauprodukte. Solche giftigen Zwischenprodukte entstehen vor allem bei anaerobem Abbau, d.h. also bei mikrobiellen Aktivitäten unter Sauerstoffabschluss. Häufig sind die Endprodukte auch an ihrem üblen Geruch zu erkennen. „Gestank" von Nahrungsmitteln ist immer ein Warnsignal, das uns vor Vergiftungen schützen soll.

Durch **Konservieren** wird der Ablauf der Verfallsprozesse verzögert. Das Verfallsdatum auf der Packung gibt an, wie lange diese Verzögerung vorhält. Abbauprozesse kann man dadurch aufhalten, dass man den abbauenden Mikroben das Leben schwer macht. Hierzu können physikalische und chemische Verfahren angewendet werden:

Physikalische Verfahren

1. **Kühlen und Gefrieren**
   Verlangsamung physikalischer, chemischer und mikrobiologischer Veränderungen, insbesondere starke Verlangsamung enzymatischer und nichtenzymatischer Zersetzungsreaktionen
2. **Pasteurisieren** (Erhitzung auf 70 °C)
   - Deutliche Senkung der Anzahl der abbauenden Organismen
   - Inaktivierung der mikrobiellen Enzyme
   - Tötung pathogener Keime
3. **Abkochen** (Erhitzen auf 100 °C)
   - Tötung der Mikroorganismen und ihrer Sporen
   - Inaktivierung von Enzymen
4. **Ultrahocherhitzen bzw. Autoklavieren**
   Unter Druck können wasserhaltige Lebensmittel höher als 100 °C erhitzt werden (Dampfdruckkochtopf oder Autoklav). Dadurch werden auch sehr widerstandsfähige (resistente) Keime abgetötet.
5. **Eindicken bzw. Trocknen**
   Konzentration bestimmter antimikrobiell wirkender Stoffe durch Wasserentzug (Salze, Zucker)
7. **Behandlung mit ionisierenden/ energiereichen Strahlen** (γ-, Röntgen-, UV-Strahlen)
   Diese Strahlen wirken einmal mikrobentötend (bakterizid, fungizid). Zum anderen können sie bei noch lebenden Früchten und Samen biologische Vorgänge wie Auskeimen und andere Stoffwechselreaktionen hemmen oder verhindern.

Chemische Verfahren

1. **Einsalzen**
   - Wasserentzug
   - Eiweißdenaturierung, dadurch Hemmung enzymatischer Reaktionen
   - osmotische Wirkung auf Mikroben
2. **Pökeln**
   - Nitritpökelsalz verhindert nicht nur auf dem o. g. Wege die Wirkung von Mikroben. Es erhält auch die natürliche Fleischfarbe, indem das Nitrition das Myoglobinmolekül stabilisiert.

3. **Räuchern**
   - Auch hier wird der Wassergehalt um 10-40 % gesenkt.
   - Im Rauch sind antibakterielle Substanzen enthalten.
   - Zusätzlich werden durch den Rauch für uns angenehme Geschmacksstoffe im Lebensmittel entwickelt.
4. **Einlegen**
   Eingelegt werden kann in Öl, Alkohol, Salzlösung, Essig oder Zuckerlösung. In jedem Fall ist es das Ziel, Mikroorganismen abzutöten bzw. am Wachstum zu hindern. Hierzu gehört auch das Einzuckern und das Säuern (Kandieren von Früchten, Einlegen von Essiggurken, Mixed Pickles).

Biologische Verfahren

1. **Milchsäuregärung**
   Milchsäurebakterien setzen unter anaeroben Bedingungen Glucose zu Milchsäure um. Dadurch wird das Produkt – z. B. Kraut – angesäuert und Konkurrenzkeime können nicht mehr gedeihen (Sauerkraut, Sauermilch, Käse).
2. **Alkoholische Gärung**
   Wird der in Fruchtsäften oder anderen zuckerhaltigen Getränken enthaltene Zucker von Hefepilzen zu Ethanol vergoren, entstehen haltbare Getränke (Wein, Most, Bier).
3. **Essig„gärung"** (Keine echte Gärung, da Sauerstoff zur Oxidation des Ethanols benötigt wird)
   An der Luft bilden Essigsäurebakterien aus dem in vergorenen Säften enthaltenen Ethanol Essigsäure. Dieser Essig kann als Konservierungsflüssigkeit eingesetzt werden (Essiggurken).

Salzen, Trocknen und Räuchern sind ebenso wie die alkoholische Gärung von Menschen vermutlich schon in vorgeschichtlicher Zeit und vor der Erfindung des Ackerbaus zur Haltbarmachung von Nahrungsmitteln eingesetzt worden. Später entwickelten sich bestimmt Techniken des „Einlegens" in Öl, Salzwasser, Essig oder Honig, auch das Versiegeln von luftempfindlichen Lebensmitteln mit Wachs. Eine frühe Form war das Schwefeln.

Im 18. Jahrhundert erkannte man die konservierende Wirkung des Erhitzens. Anfang des 19. Jahrhunderts wurde die Konservendose erfunden. In der zweiten Hälfte des 19. Jahrhunderts wurden Mikroorganismen als Verursacher des Nahrungsmittelverderbs erkannt. Nach dem Entdecker Pasteur nennt man das Erhitzen auf ca. 70 °C „Pasteurisieren". Dadurch werden zwar bestimmte hitzerestistente Bakteriensporen nicht abgetötet (z. B. Clostridien), da diese aber im sauren Milieu nicht auskeimen, ist diese Behandlung für säurehaltige Lebensmittel ausreichend.

Im 19. Jahrhundert entdeckte man auch schon die ersten chemischen Konservierungsstoffe wie Ameisensäure (1865) und Benzoesäure (1875). Im 20. Jahrhundert fand man immer neue chemische Konservierungsstoffe, allerdings erkannt man auch ihre teilweise gesundheitsschädliche Wirkung.

Eine weitere neue Konservierungsmöglichkeit brachte die Tiefkühltechnik, mit deren Hilfe Lebensmittel unter –18 °C gekühlt und dadurch längere Zeit haltbar gemacht werden können, da Mikroorganismen und Enzyme bei diesen Temperaturen ihre Aktivität weitgehend einstellen.

2. Auswertung

Durch die Arbeitsaufgabe lernen die SchülerInnen verschiedene Methoden der Konservierung kennen.

Bei der Auswertung der Arbeitsbögen sollte neben der naturwissenschaftlichen Erklärung der verschiedenen Verfahren auf dieser Grundlage auch eine Bewertung versucht werden.

Natürlich sind „Konserven" aus unserem Speiseplan nicht wegzudenken. Trotzdem ist es im allgemeinen so, dass Konservierungsverfahren den Wert von Lebensmitteln mindern oder sogar nachteilige gesundheitliche Wirkung haben (so nimmt man an, dass Sir John Franklin und seine Expeditionsgruppe auf ihrer Nordpolarexpedition 1847 an einer Lebensmittelvergiftung bedingt durch bleihaltige Konserven gestorben sind). Es könnten zum Beispiel folgende „Ratschläge für Verbraucher" erarbeitet werden:

- Möglichst wenig konservierte Nahrungsmittel kaufen, dafür „saisonal" einkaufen, die Frischangebote der Wochenmärkte nutzen.
- Auf Konservierungsart achten: Tiefkühlkost ist weniger verändert als Konserven in Dosen oder Gläsern. Durch Erhitzen haltbar gemachte Nahrungsmittel sind solchen, die durch chemische Zusatzstoffe haltbar gemacht worden, vorzuziehen. Wurstwaren, die ohne Pökelsalz, insbesondere ohne Nitritzusatz, verarbeitet wurden, sehen zwar im allgemeinen weniger appetitlich aus, sind aber der normalen Pökelware vorzuziehen.

43 | **Name:** | **Klasse:** | **Datum:**

Wie werden Lebensmittel haltbar gemacht? (1)

Lebensmittel kann man auf unterschiedlichste Art und Weise davor schützen, rasch zu verderben. Versuche, in den Regalen des Supermarkts dafür verschiedene Beispiele zu finden und sie nach folgendem Schema zu ordnen:

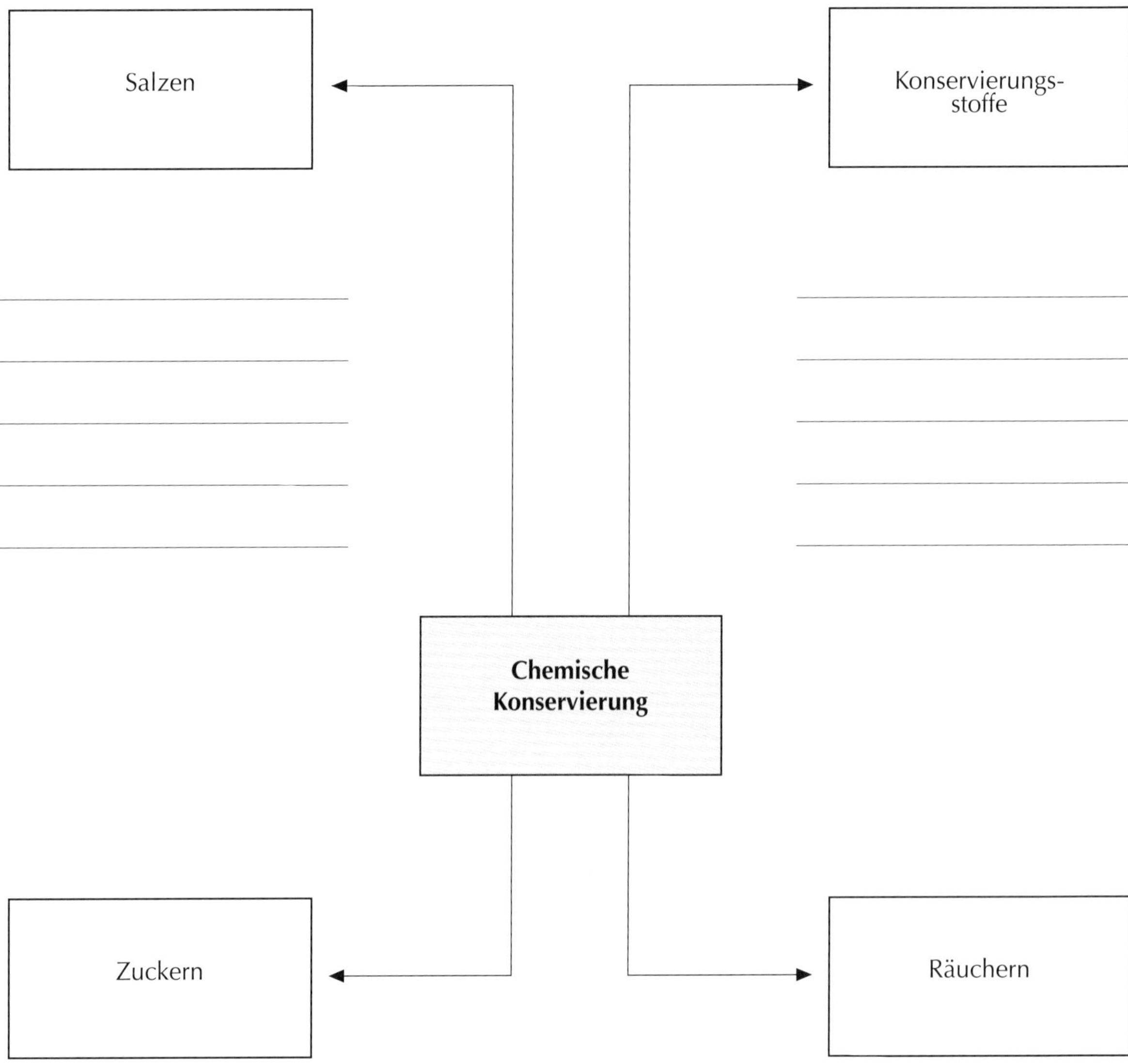

Name:	Klasse:	Datum:

43

Wie werden Lebensmittel haltbar gemacht? (2)

Lebensmittel kann man auf unterschiedlichste Art und Weise davor schützen, rasch zu verderben. Versuche, in den Regalen des Supermarkts dafür verschiedene Beispiele zu finden und sie nach folgendem Schema zu ordnen:

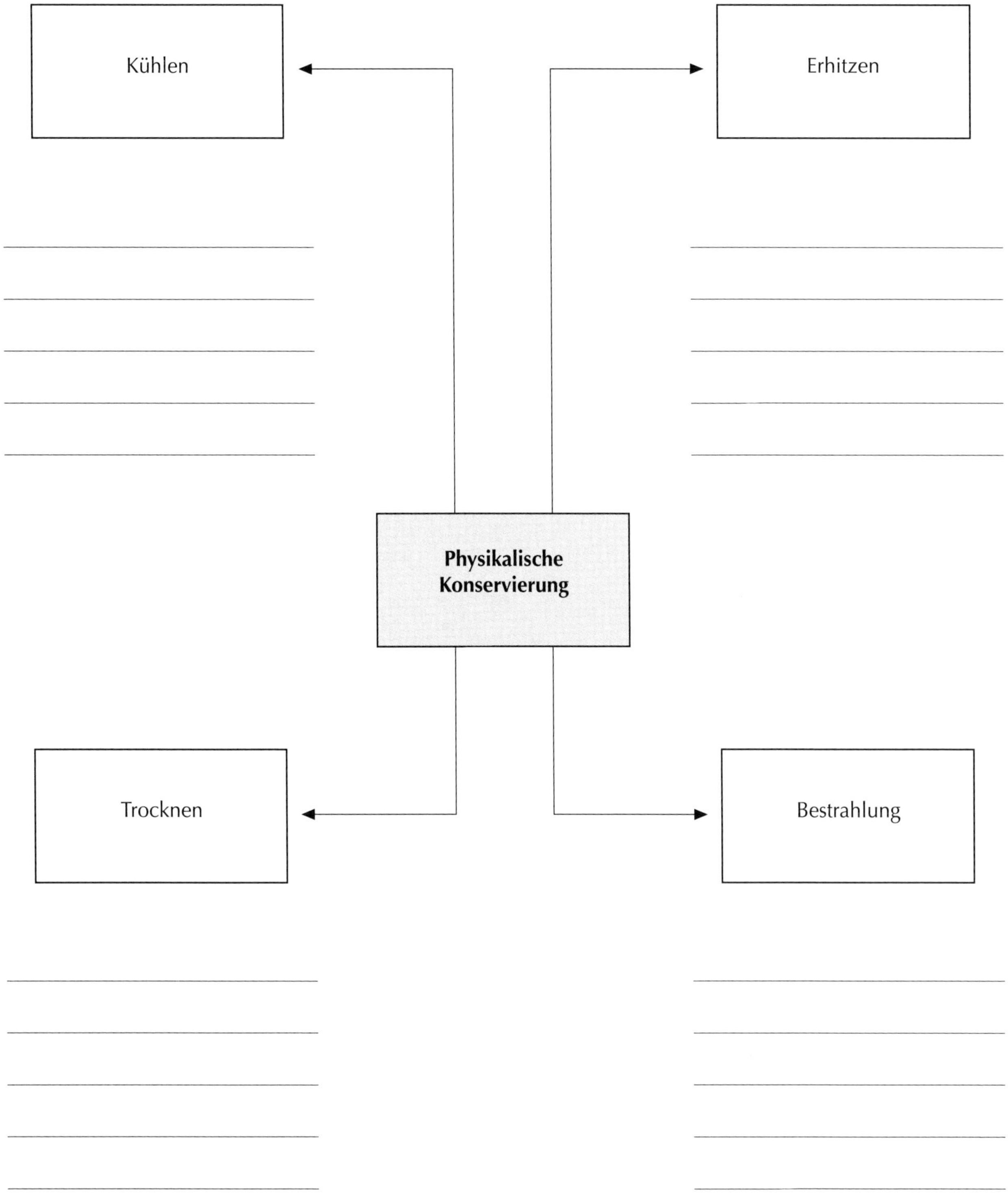

(* In Deutschland nicht zugelassen)

1. Fachlicher Hintergrund

Die verschiedenen Möglichkeiten, Nahrungsmittel haltbar zu machen, sind die wichtigste Voraussetzung für die Vorratswirtschaft und wirtschaftliche Nahrungsmittelproduktion. Für den Verderb von Nahrungsmitteln sind vorwiegend Bakterien und Pilze verantwortlich. Die Zersetzung durch diese Mikroorganismen kann durch physikalische (z. B. erhitzen), chemische (z. B. einsalzen) und biologische (z. B. Milchsäuregärung) Verfahren verhindert oder verzögert werden. Chemische Stoffe, die der Nahrung zugesetzt werden, um sie haltbarer zu machen, nennt man Konservierungsstoffe

Neben den traditionellen Konservierungsstoffen Salz, Zucker, Essig, Milchsäure, die im Allgemeinen als Lebensmittel eingestuft werden, werden eine große Zahl chemischer Konservierungsstoffe eingesetzt. Sie unterdrücken das Wachstum von Mikroorganismen und schützen so vor der Entstehung von Giftstoffen. Zwar sind die Einsatzmengen und Anwendungsgebiete für solche Stoffe bei uns in Deutschland relativ streng geregelt. Importierte Lebensmittel können jedoch auch in Deutschland nicht zugelassene Konservierungsstoffe enthalten, da es keine international verbindlichen Zulassungsbeschränkungen gibt. Besonders häufig werden Konservierungsstoffe bei Produkten angewendet, die verderblich sind, und die auf andere Weise schlecht konserviert werden können wie Feinkostsalate, Soßen und Dressings, bestimmte Fleischprodukte, Fische und Meeresfrüchte. Als Oberflächenbehandlungsmittel für Bananen und Zitrusfrüchte werden Diphenyl, Orthophenylphenol und Tiabendazol eingesetzt. Gerade diese Stoffe können Allergien verursachen, wenn sie mit Schleimhäuten in Berührung kommen. Solche allergischen Reaktionen können auch nach Schwefeldioxid- und Sulfit-Behandlung auftreten, die vor allem bei Trockengemüse, Trockenfrüchten, Fruchtsäften, Sirupen und Kartoffeltrockenerzeugnissen zugesetzt werden.

Lebensmittelrechtlich gesehen besteht für alle Zusatzstoffe eine Kennzeichnungspflicht auf der Verpackung des jeweiligen Lebensmittels (E-Nummern von 200 bis 300, vgl. nächste Seite).

2. Auswertung

Es sollen möglichst unterschiedliche Lebensmittelverpackungen auf enthaltene Konservierungsstoffe geprüft werden. Mit Hilfe einer E-Nummernliste (Tabelle auf der Kopiervorlage) wird festgestellt, welche Konservierungsstoffe enthalten sind und welche Wirkungen und Nebenwirkungen von diesen Konservierungsstoffen ausgehen können. Diese Untersuchung soll zu bewussterem und aufmerksamerem Verbraucherverhalten beitragen. Gleichzeitig können Überlegungen zur biologischen und biochemischen Wirkung von Konservierungsstoffen zu einem besseren Verständnis von biologischem Stoffwechsel und Stoffkreislauf beitragen. Die vierte Aufgabe fordert dazu auf, nach „harmloseren" Konservierungsmethoden zu suchen. Hier wäre vor allem an physikalische Verfahren zu denken (vgl. Einheit Konserven, S. 102), wie Kühlen und Gefrieren, Abkochen („Einmachen"), Trocknen aber auch an Möglichkeiten, die Nahrungsmittel jeweils frisch zuzubereiten (Kartoffelsalat und Pizza selbst machen statt Tiefkühl-Ware oder Konserven zu kaufen).

Konservierungsstoffe in Nahrungsmitteln

Es gibt ganz unterschiedliche Möglichkeiten, um Lebensmittel länger haltbar zu machen wie Einkochen, Trocknen, Bestrahlen usw. Eine Möglichkeit besteht darin, den Lebensmitteln bestimmte chemische Stoffe zuzusetzen, die für Bakterien oder Pilze giftig sind und dadurch eine Zersetzung verhindern. Beispiele für solche Konservierungsstoffe sind Sorbinsäure, Benzoesäure und Propionsäure.

Nach den Lebensmittelrecht müssen Lebensmittel mit solchen Zusatzstoffen besonders gekennzeichnet werden.

Material: Liste der E-Nummern „Konservierungsstoffe"

E 200 – E 203	Sorbinsäure und Sorbate	In seltenen Fällen allergische Reaktionen
E 210 E 211 E 212 E 213	Benzoesäure Natriumbenzoat Kaliumbenzoat Calciumbenzoat	Allergische Reaktionen. Unter bestimmten Bedingungen krebsbegünstigend. In Verbindung mit L-Ascorbinsäure (E 300) Benzolbildung (Lebergefährdung). Kombinationen mit E 220 – 227 verstärken die negativen Wirkungen
E 214 E 215 E 216 E 217 E 218 E 219	Ethyl-p-hydroxibenzoat Natriummethyl-p-hydroxibenzoat Propyl-p-hydroxibenzoat Natriumpropyl-p-hydroxibenzoat Methyl-p-hydroxibenzoat Natriummethyl-p-hydroxibenzoat	Allergische Reaktionen, krebsbegünstigend; eventuell leberbelastend und gefäßerweiternd. Können Geschmack beeinträchtigen.
E 220 E 221 E 222 E 223 E 224 E 226 E 227 E 228	Schwefeldioxid Natriumsulfit Natriumhydrogensulfit Natriummetabisulfit Kaliummetabisulfit Calciumsulfit Calciumhydrogensulfit Kaliumhydrogensulfit	Kopfschmerzen, Reizungen des Magen-Darm-Traktes, Asthma
E 230 E 231 E 232	Biphenyl Orthophenylphenol Natriumorthophenylphenol	Übelkeit und Erbrechen. Aus Tierversuchen sind Begünstigungen von Blasenkrebs, Nierenschäden und Missbildungen bekannt.
E 234	Nisin	Allergische Reaktionen
E 235	Natamycin	Allergische Reaktionen, Nierenreizungen
E 236	Ameisensäure und Formiate	Unschädlich
E 239	Hexamethylentetramin	Bei der Verdauung wird Formaldehyd frei (krebserregend)
E 242	Dimethyldicarbonat	Kann Asthmaanfälle auslösen
E 249 E 250	Kaliumnitrit Natriumnitrit	Bildung von krebserregenden Nitrosaminen und Methämoglobin
E 251 E 252	Natriumnitrat Kaliumnitrat	Wird bei der Verdauung teilweise in Nitrit umgewandelt.
E 261 E 262 E 263	Kaliumacetat Natriumacetat Calciumacetat	Unschädlich
E 280 E 281 E 282 E 283	Propionsäure Natriumpropionat Calciumpropionat Kaliumpropionat	Bei Ratten zeigten sich krebsähnliche Schleimhautveränderungen im Magen.
E 284	Borsäure	Hochgiftig (Erbrechen, Durchfälle, Nierenschäden, Beeinflussung des Zentralen Nervensystems).
E 290	Kohlenstoffdioxid	Unschädlich
E 1105	Lysozym	Unbedenklich, allenfalls allergische Reaktionen möglich

44 | **Name:** **Klasse:** **Datum:**

Aufgaben

1. Untersuche möglichst unterschiedliche Lebensmittel auf ihre konservierenden Inhaltsstoffe. Sie müssen auf der Packung vermerkt sein. Beispiel:

Milchprodukt ______

Fruchtsaft ______

Fischkonserve ______

Mayonnaise oder mayonnaisehaltige Konserve ______

Süßigkeit ______

Gebäck ______

2. Stelle mit Hilfe der E-Nummernliste die enthaltenen Konservierungsstoffe zusammen.

Lebensmittel	Fnthaltene Konservierungsstoffe

3. Können von den enthaltenen Konservierungsstoffen gesundheitliche Gefahren für den Verbraucher ausgehen? Welche?

E-Nummer	Stoff	Gesundheitliche Gefahren

4. Überlege: Könnten die Produkte auch auf andere Art und Weise konserviert werden? Könnte man auf die enthaltenen Konservierungsstoffe verzichten? Wie könnte das geschehen?

______

______

______

Name:	Klasse:	Datum:

44

Alte Konservierungsverfahren

Suche Beispiele im Supermarkt und schreibe je zwei Beispiele auf:

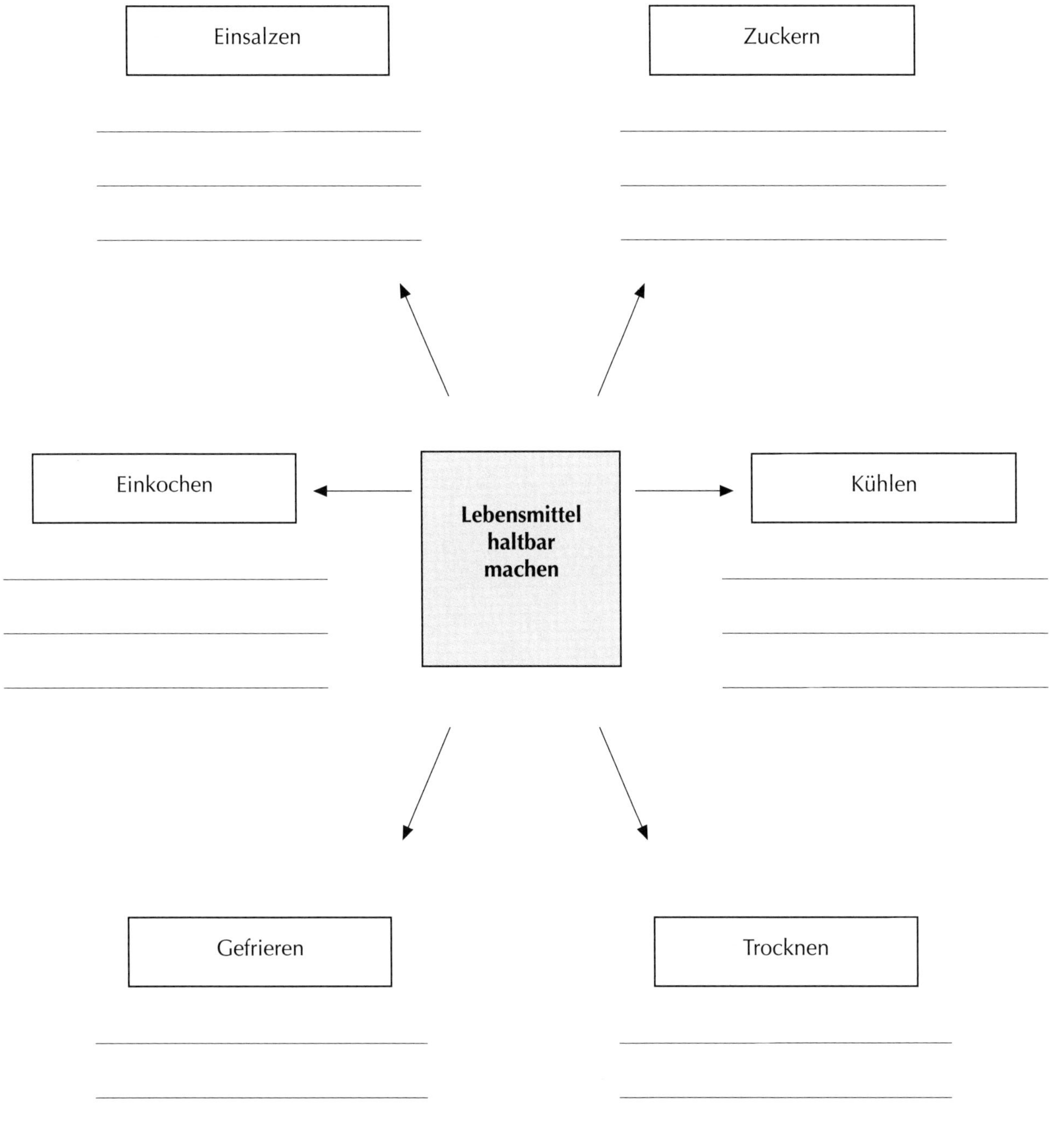

45 Mindesthaltbarkeitsdatum abgelaufen – Sind die Lebensmittel nun ungenießbar?

1. Fachlicher Hintergrund

Durch die Lebensmittel-Kennzeichnungsverordnung (LMKV) wird die einheitliche Grundkennzeichnung von fast allen Lebensmitteln in Fertigpackungen, die zur Abgabe an den Verbraucher bestimmt sind, geregelt. Vorgeschrieben wird hier auch die Angabe des *Mindesthaltbarkeitsdatums*. Es gibt an, bis zu welchem Zeitpunkt (Datum) das Lebensmittel unter angemessenen Aufbewahrungsbedingungen seine spezifischen Eigenschaften (Geschmack, Geruch, Farbe, Konsistenz) behält. Bis zu diesem Zeitpunkt garantiert der Hersteller – unter Einhaltung der entsprechenden Bedingungen – eine gleichbleibende Qualität seines Produktes.

- Das Mindesthaltbarkeitsdatum ist mit dem Wortlaut „mindestens haltbar bis ..." und der Nennung des Datums (Tag, Monat, Jahr) anzugeben.
- Die Angabe des Jahres ist nicht erforderlich, wenn die Mindesthaltbarkeit nicht mehr als 3 Monate beträgt.
- Bei einer Mindesthaltbarkeit von mehr als 3 Monaten kann die Angabe des Tages entfallen.
- Bei Lebensmitteln, die länger als 18 Monate haltbar sind, genügt die Angabe des Jahres. Bei den beiden letztgenannten Beispielen lautet die Verpackungsangabe „mindestens haltbar bis Ende ..."
- Ist das Mindesthaltbarkeitsdatum nur unter Einhaltung bestimmter Bedingungen gewährleistet, so muss dies auf der Verpackung besonders vermerkt sein (z. B. „gekühlt").

Oft befinden sich in einem Supermarkt Verkaufsstände mit Lebensmitteln zu Sonderpreisen. Auch in den Regalen findet man manchmal solche „Schnäppchen" mit herabgesetzten Preisen. Dabei handelt es sich häufig um Waren, bei denen das Mindesthaltbarkeitsdatum nur noch kurzzeitig Gültigkeit besitzt oder schon abgelaufen ist. Hier ist die rechtliche Situation so, dass der Supermarkt selbst prüfen muss, ob diese Produkte noch zum Verzehr geeignet sind. Stellt der Verbraucher fest, dass dies nicht mehr gewährleistet ist, kann er den Markt zur Verantwortung ziehen.

Kennzeichnungspflicht gilt nicht für Lebensmittel, die in der Verkaufsstätte „offen" verkauft und zur alsbaldigen Abgabe an den Verbraucher vorverpackt werden (Obsttheke, Fleischtheke, Käsetheke, frische Backwaren usw.)

2. Auswertung

Durch Vergleich des Mindesthaltbarkeitsdatums verschiedener Sorten von Lebensmitteln bekommen die Schülerinnen und Schüler ein Gefühl für die unterschiedliche Verderblichkeit dieser Produkte. Es soll besprochen werden, inwieweit es sinnvoll ist, Nahrungsmittel zu kaufen, deren Mindesthaltbarkeitsdatum überschritten ist bzw. in Kürze abläuft.

Beispiele:

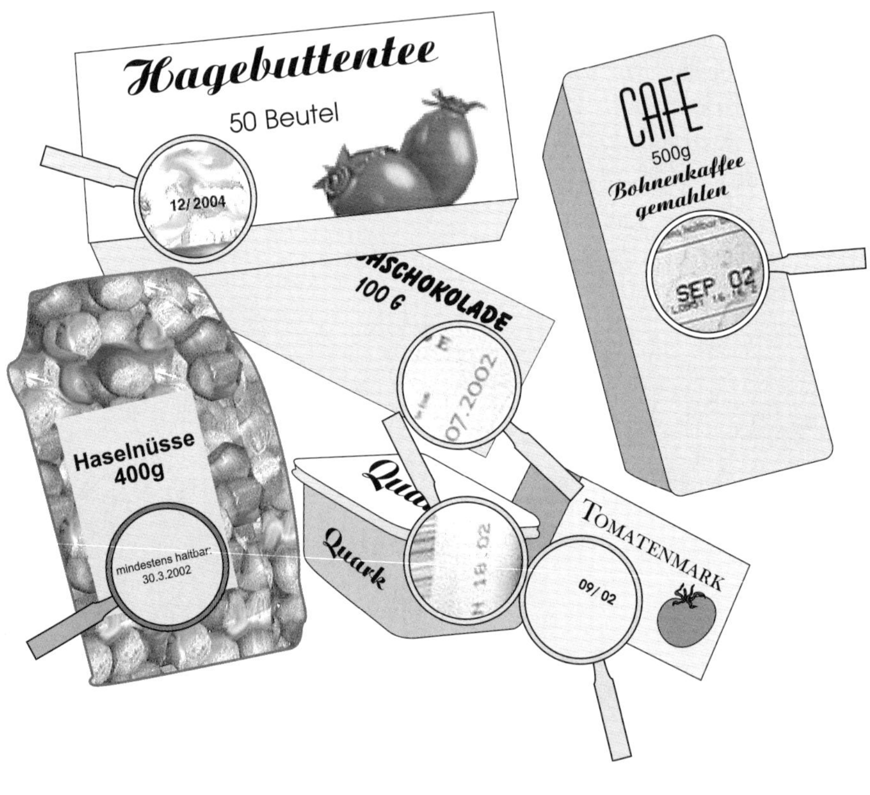

Name:	Klasse:	Datum:

Schnäppchen im Supermarkt? Die Mindesthaltbarkeit bei Lebensmitteln

Auf verpackten Lebensmitteln wird immer ein *Mindesthaltbarkeitsdatum* angegeben. Kurz vor dem Ablaufdatum verkauft der Supermarkt diese Lebensmittel häufig zu stark reduzierten Preisen. Die folgenden Aufgaben sollen dir in Zukunft helfen, dann zu entscheiden, ob es sich lohnt, ein solches „Schnäppchen" zu kaufen.

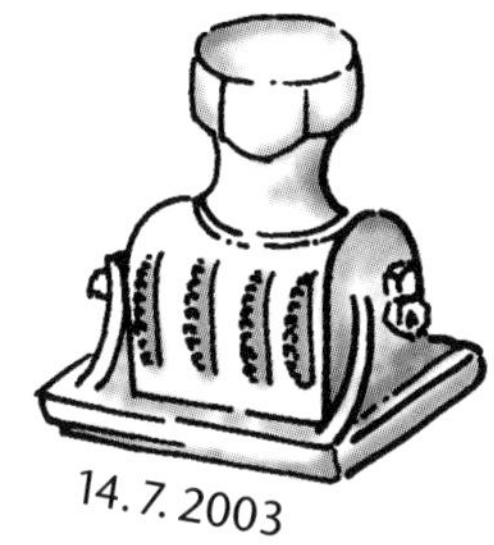

Aufgaben

1. Notiere das Mindesthaltbarkeitsdatum verschiedener Produkte in Fertigpackungen (Butter/ Margarine, Milch, Säfte, Tiefkühlprodukte).

	Butter	Margarine	Frischmilch	H-Milch	O-Saft	TK-Pizza	Gemüsekonserve	Fleisch/ Wurstsalat
Datum								
Tage ab heute								

2. Wo finden sich die Lebensmittel mit dem längsten Mindesthaltbarkeitsdatum? Um welche Produkte handelt es sich?
   Wähle Frischmilch und Joghurt- oder Quarkprodukte aus. Fertige eine Skizze des Regals an und trage die einzelnen Produkte entsprechend deines Fundes unter Angabe des Mindesthaltbarkeitsdatums ein.
3. Unter welchen Bedingungen werden Lebensmittel gelagert? (in normalen Regalen, im Kühlregal ...) Befindet sich auf dem Verpackungen ein Hinweis bezüglich der Lagerungsbedingungen?
4. Findest du im Supermarkt „Sonderangebote" von Lebensmitteln, bei denen das Mindesthaltbarkeitsdatum abgelaufen ist oder im Laufe des Tages abläuft?
   a) Notiere diese Produkte zusammen mit ihrem genannten Mindesthaltbarkeitsdatum.
   b) Frage einen Verkäufer, bis wann diese Produkte noch verzehrt werden können und wie der zu dieser Annahme kommt.
   c) Kaufe ein solches Produkt und ein weiteres des gleichen Herstellers, dessen Haltbarkeitsdatum noch nicht erreicht ist. Probiere beide Produkte zu Hause. Unterscheiden sie sich im Aussehen oder Geschmack?
5. Welche Arten von Mindesthaltbarkeitsangaben gibt es? Schreibe zwei davon auf.

____

____

6. Frage einen Angestellten, wie der Supermarkt auf Beanstandungen hinsichtlich überschrittener MHDs reagiert.

____

____

46 Wenn sich Käse bewegt – Vorratsschädlinge in Nahrungsmitteln

1. Fachlicher Hintergrund

Die Palette der Nahrungsmittelschädlinge reicht von Mäusen und Ratten über Motten, Fliegen, Käfer, Schaben bis zu Würmern, Pilzen und Bakterien. Überall, wo große Mengen von Nahrungsmitteln gelagert werden, besteht die Gefahr des Schädlingsbefalls. Aus Angst vor übler und damit geschäftsschädigender Nachrede handelt es sich jedoch dabei zumeist um ein Tabuthema. Dies gilt auch für die heimische Vorratskammer. Viele Schüler haben in ihrer eigenen Küche Bekanntschaft mit Würmchen, die die Tapeten emporkrabbeln oder mit umherfliegenden kleinen Motten gemacht. Auch kleine Käfer in Müslis und Corn Flakes sind vielleicht schon vorgekommen. Wenn sie zu Hause mit der Müllentsorgung betraut werden, kennen sie wohl auch die Fliegenmadeninvasion in einer hochsommerlichen Biomülltonne. Viele dieser „Abfallverwerter" können leicht auch zu Vorratsschädlingen werden. Durch die Globalisierung des Warenhandels nimmt die Rate eingeschleppter Schädlinge in letzter Zeit eher zu.

Für den Verbraucher besteht das Risiko, sich durch Produkte, die für ihn aufgrund von Verpackungen nicht unmittelbar einsehbar sind, solche Schädlinge in die häusliche Küche zu holen. Neben der Vernichtung von Lebensmitteln und einem empfindlichen Angriff auf unser ästhetisches Empfinden entstehen auch gesundheitliche Risiken und zwar vor allem dadurch, dass die Makroschädlinge durch ihre Aktivitäten und ihre Ausscheidungen die mikrobielle Zersetzung der Lebensmittel fördern.

Häufig zu erwartende Schädlinge sind *Motten*, verschiedene *Käfer-Arten*, *Silberfischchen*, *Ameisen* eventuell auch *Heimchen* oder *Schaben*. Häufig findet man nicht die adulten Tiere, sondern Gespinste, Kot, Maden oder auch nur Fraßspuren. Diese erkennt man nur, wenn man gelernt hat, auch auf kleine Zeichen zu achten. Es ist deshalb sinnvoll, mit einem „Lehrgang im Spurensuchen" zu beginnen. Eventuell gelingt es, einige Schülerinnen oder Schüler dazu zu bringen, Schädlinge von zu Hause in den Unterricht mitzubringen.

Für Arbeiten im Supermarkt muss man unbedingt das Einverständnis des Marktleiters einholen, da es sich um ein sensibles „Tabuthema" handelt.

2. Auswertung

Es ist sinnvoll, vor der Arbeit im Supermarkt einige Vorratsschädlinge und deren Spuren an Hand von Bildmaterial und Beschreibungen aus der Literatur vorzustellen. Besonders vorteilhaft wäre es, wenn LehrerInnen oder SchülerInnen vor dem Supermarktbesuch einige Proben von zu Hause in den Unterricht mitbringen könnten.

Nach der Bearbeitung der Aufgaben im Supermarkt sollten im Unterricht zusammenfassend folgende Themen - unter Einbeziehung der Arbeitsergebnisse - besprochen werden:

- Art der Schädlinge und ihre Einwirkung auf die Nahrungsmittel
- Gesundheitliche Gefahren
- Verhütung und Bekämpfung

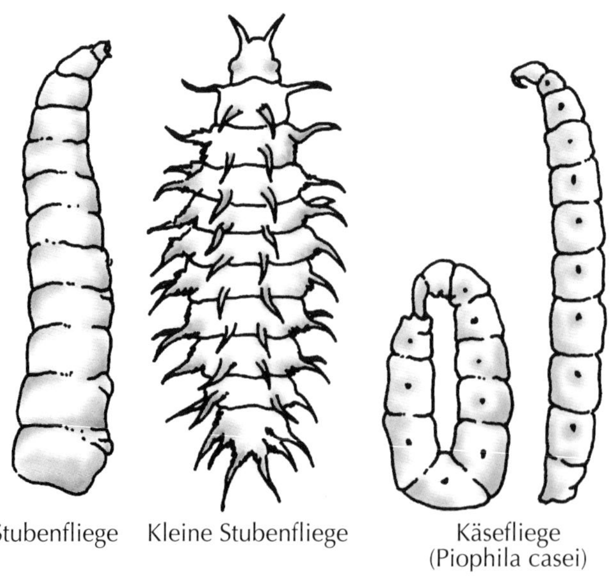

Die Larven leben in Käse, Speck, Schinken usw. Sie können durch plötzliche Streckbewegungen springen

Stubenfliege Kleine Stubenfliege Käsefliege (Piophila casei)

(Quelle: *Weidner, H.*: Bestimmungstabellen der Vorratsschädlinge und des Hausungeziefers Mitteleuropas. Verlag G. Fischer, Stuttgart, New York 1982[4])

Name:	Klasse:	Datum:

Vorratsschädlinge in Nahrungsmitteln

In Supermärkten finden sich riesige Ansammlungen von Lebensmitteln. Das ist ein Schlaraffenland für alle Tiere, die diese Lebensmittel ebenso gerne mögen wie wir.

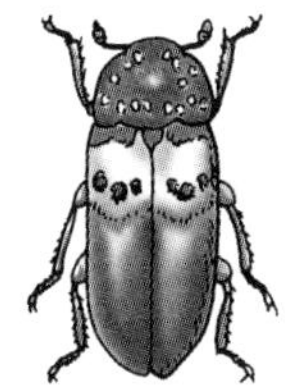

Speckkäfer

Befragung des Marktleiters und / oder der Angestellten

1. Welche Art von Schädlingen werden im Supermarkt regelmäßig gefunden?

____

____

____

____

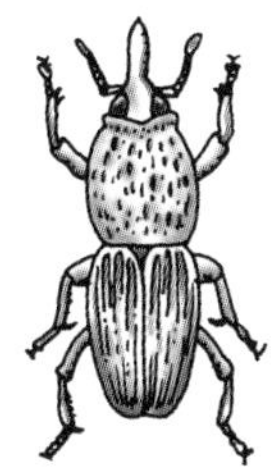

Kornkäfer

2. Welche Bereiche des Supermarktes sind besonders gefährdet? (Du kannst hierzu auch eigene Überlegungen anstellen.)

____

____

____

____

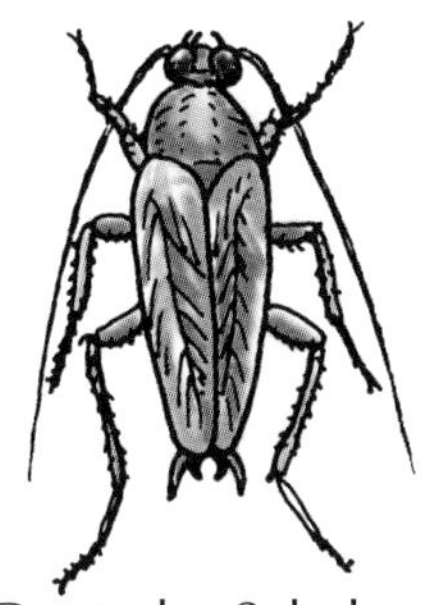

Deutsche Schabe

3. Wie wird gegen die Schädlinge vorgegangen?

____

____

____

____

Weitere Beobachtungen

Beobachte in verschiedenen Bereichen des Supermarktes genau: Kannst du irgendwelche Tiere nachweisen, die als Schädlinge in Frage kommen könnten?

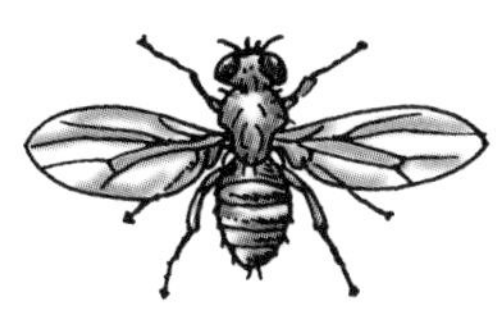

Essigfliege

____

____

____

____

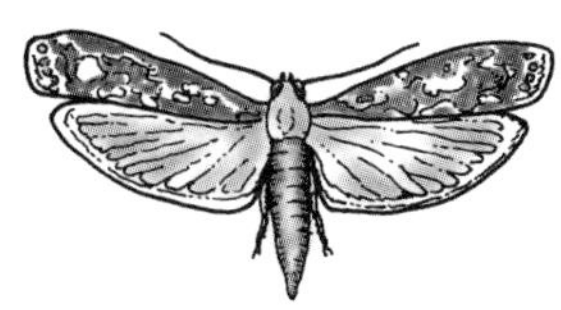

Mehlmotte

Wirf einen Blick in die Abfallanlagen des Supermarktes (besonders für Biomüll). Welche besonderen Probleme treten dort auf? Frage nach, wie man versucht, sie zu lösen.

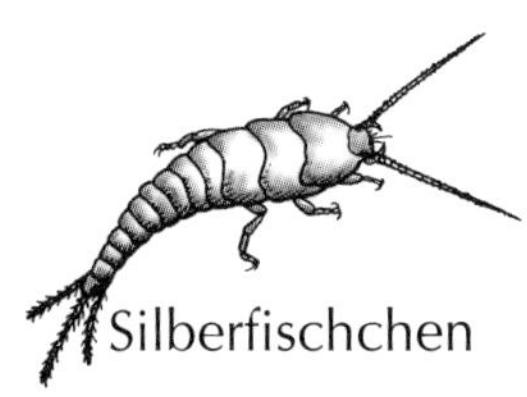

Silberfischchen

____

____

____

____

1. Fachlicher Hintergrund

„Das Auge isst mit" ist eine Redensart, die darauf hindeutet, dass auch das Aussehen von Nahrungsmitteln und Speisen wesentlich zum Genuss beitragen kann, den der Esser beim Verspeisen dieser Nahrung empfindet. So schmeckt uns z. B. ein nicht braun verfärbter Apfel in der Regel besser als ein verfärbter. Bananen mit dunkel gefärbten Stellen verkaufen sich deutlich schlechter als makellos gelbe und schöne rote Fleisch- und Wurstwaren sind beliebter als graue. Solche Verfärbungen von Lebensmitteln sind in der Regel auf Enzyme zurückzuführen, die in den Lebensmitteln selbst enthalten sind. So werden aufgeschnittene Äpfel oder Kartoffeln in kurzer Zeit braun. Hier reagiert das Enzym Diphenoloxidase mit bestimmten im Zellsaft der angeschnittenen Zellen vorhandenen Phenolverbindungen. Dadurch entstehen braun gefärbte Oxidationsprodukte.

Um die „schönen" Farben der frischen Produkte zu erhalten, kann man in vielen Fällen die Enzyme durch entsprechende chemische Behandlung ausschalten. Die Frage ist allerdings, ob sich dadurch die Qualität der Nahrung in Wirklichkeit nicht verschlechtert. So ist Nitrit im Fleisch nicht ungefährlich, da es mutagen wirkt und Krebsentwicklung fördern kann. Außerdem tritt es am Hämoglobin als Konkurrent zum Sauerstoffmolekül auf, was insbesondere bei Kleinkindern gefährliche Folgen haben kann (Blausucht).

2. Auswertung

Das Braunwerden von Apfelscheiben – etwa in einem Obstsalat – kann man dadurch verhindern, dass man Zitronensaft aufträufelt. Dabei ist es allerdings nicht die Zitronensäure, sondern die im Zitronensaft ebenfalls enthaltene Ascorbinsäure (Vitamin C), die die Oxidation der Phenolverbindungen im Zellsaft des Apfels oder der Kartoffel verhindert. Dies lässt sich dadurch nachweisen, dass man reine Zitronensäure und reine Ascorbinsäure aufträufelt. Nur im zweiten Fall wird die Verfärbung verhindert. Auch die Schwarzfärbung alter Bananen geht auf solche enzymatische Abbauvorgänge zurück. Tötet man die Zellen in einer Bananenschale durch Eintauchen einer reifen Banane in siedendes Wasser ab, so färbt sich die Banane in diesem Bereich in kürzester Zeit schwarz. Eine ähnliche Schwarzfärbung der zunächst gelben Bananenschalenzellen kann durch Druck oder längere Lagerung eintreten.

Die rote Farbe des Fleisches rührt vom Myoglobin her. Dies gilt insbesondere für frisch geschnittenes Fleisch, das durch Sauerstoffaufnahme bis zu einer Tiefe von etwa 1 cm eine leuchtend kirschrote Farbe annimmt. Bei geringem Sauerstoffparzialdruck und hoher Temperatur, also z. B. in einer Plastikverpackung und Lagerung außerhalb des Kühlschranks, wird das *Myoglobin* schnell zu braunem Metmyoglobin reduziert. Luftige Lagerung bei tiefen Temperaturen kann diesen Vorgang erheblich hinauszögern. Eine andere Möglichkeit, diese von Enzymen beschleunigte Umbaureaktion zu vermeiden ist es, das Fleisch mit Nitrit zu behandeln. Das Nitrit bildet mit dem *Metmyoglobin* einen stabilen leuchtend roten Komplex, der im Gegensatz zu normalem Myoglobin auch hitzestabil ist: ein heißes Stück Kassler ist rosarot, während ein Schweineschnitzel im Anschnitt eher graubraun aussieht.

Übrigens: der Name Kassler geht nicht auf die Stadt Kassel zurück, sondern angeblich auf einen Berliner Metzgermeister namens Kassel (vgl. auch S. 70).

Name:	Klasse:	Datum:

1. Der braune Apfel

Material: einige Äpfel und eine Zitrone aus dem Supermarkt
Vitamin-C-Tabletten oder Ascorbinsäurepulver
reine Zitronensäure
etwas mit pulverisiertem Zimt vermischter Zucker

In Griechenland werden als Nachtisch häufig Apfelscheiben mit Zitronensaft, Zimt und Honig gereicht. Die besondere Rolle des Zitronensaftes soll nun untersucht werden: Schneide einen Apfel in 4, 6 oder 8 Stücke, entferne das Kernhaus und - wenn du willst - auch die Apfelschale. Setze die Stücke auf einen Dessertteller und beträufle die Hälfte mit Zitronensaft, die andere Hälfte nicht. Um den Nachtisch komplett zu machen, kannst du auch noch etwas Zimt und Zucker auf die Stückchen aufstreuen.

Lasse den so vorbereiteten Nachtisch nun etwa eine viertel Stunde stehen. Wie hat er sich verändert?

Im Zitronensaft sind Zitronensäure und Ascorbinsäure enthalten. Um zu prüfen, welche dieser beiden Substanzen das Braunwerden der Apfelschnitze verhindert, träufle auf einen ebenso wie vorher behandelten Apfel zur Hälfte Ascorbinsäure (Vitamin-C-Tabletten in etwas Wasser auflösen) und zur Hälfte Zitronensäure auf.

Ergebnis: ____

____

____

2. Die schwarze Banane

Frische Bananen sollen schön gelb sein. Braun bis schwärzlich verfärbte sind beim Kunden meistens weniger beliebt, obwohl sie sich diese Dunkelfärbung der Bananenschalen auf den Geschmack des mehligen Inhalts kaum auswirkt – im Gegenteil. „Alte" Bananen sind oft süßer und aromatischer.

Bei der Verfärbung der Bananen handelt es sich um eine enzymatische Reaktion in den absterbenden Zellen der Bananenschale. In diesen absterbenden Zellen kommen ein Farbstoffbildner und ein Enzym zusammen und es entsteht der schwarze Farbstoff. So verfärben sich die Bananen z.B. an Druckstellen braunschwarz.

Du kannst die äußeren Zellen einer Bananenschale komplett zum Absterben bringen, wenn du die Banane zur Hälfte etwa 30 Sekunden lang in siedendes Wasser tauchst. Was beobachtest du?

____

3. Rotes Fleisch

Kaufe im Supermarkt ein Stück Schweinehals und ein Stück Kassler (bzw. ein Schweinekotelett und ein Rippchen). Die beiden Fleischsorten stammen vom gleichen Muskel eines Schweines. Teile das Schnitzel in zwei Hälften und erhitze Schnitzel und Kassler mit etwas Fett in einer Pfanne oder koche die beiden Fleischstücke im Wasserbad.

Wie verändert sich die Farbe?

	Farbe vorher	Farbe nachher
Hals		
Kassler		

Behandle die ungekochte Schnitzelhälfte mit Nitrit-Pökelsalz (Kann selbst hergestellt werden: Kochsalz mit 0,5 % Natriumnitrit versetzen.). Das Schnitzel oder Kotelettstück wird von allen Seiten mit dem Pökelsalz bestrichen und einige Stunden im Kühlschrank aufbewahrt. Danach wird es gekocht oder in der Pfanne erhitzt.

Ergebnis?

	Farbe vorher	Farbe nachher
Schnitzel/ Kotelett		

1. Fachlicher Hintergrund

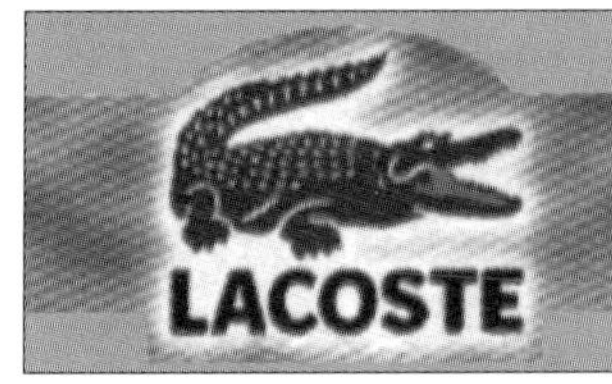

Zur Verkaufsstrategie eines Produktes gehören Signets und Symbole, die dem Käufer eine Identifikation mit dem Produkt erleichtern. Nicht selten nutzen Firmen für ihre Produkte oder auch für die ganze Firma ein entsprechendes Tiersymbol. Diese Tiersymbole in der Produktwerbung spielen eine ähnliche Rolle wie entsprechende Symbole in der Heraldik.

Bei den „Warentieren“ kann man unterschiedliche Typen unterscheiden:

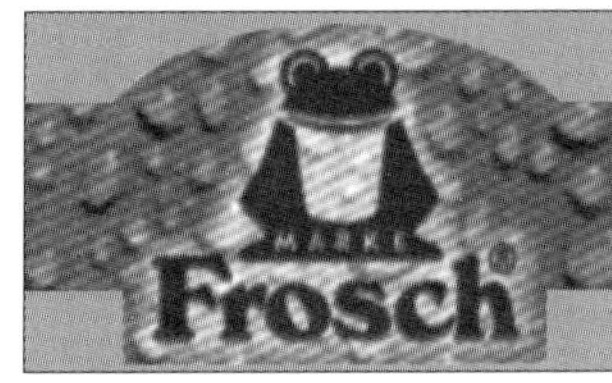

1. Einige Tiere sollen einfach helfen, den Namen eines entsprechenden Produktes merkbarer zu machen. Dabei kann es sich um Eigennamen der Firmeninhaber handeln. Meist hat das Tiersymbol in diesem Fall nichts mit den Produkteigenschaften zu tun (Beispiel: Uhu-Alleskleber).
2. Die anthropomorphe Sichtweise bestimmter Tiere und ihrer Eigenschaften ist uralt und ist bis heute in populären Vorstellungen stark verankert. Es ist deshalb kein Wunder, dass besonders Beutegreifer wie Adler, Puma, Löwe usw. häufig als Symboltiere für Stärke und Kraft in den Wappen von Adelsgeschlechtern oder auch in Nationalsymbolen und Städtewappen auftauchen. Sie sind meistens als Firmensymbole häufiger. Seltener wird damit für ein spezielles Produkt geworben.

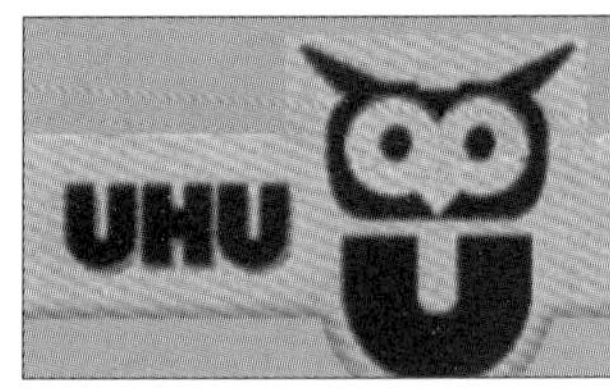

3. Andere Tiersymbole stehen in einem engen Zusammenhang mit dem speziellen Produkt oder mit der Firma, für die sie als Werbeträger fungieren sollen (Tierbilder auf Tierfutterpackungen, Kranich als Symbol einer Fluggesellschaft usw.).

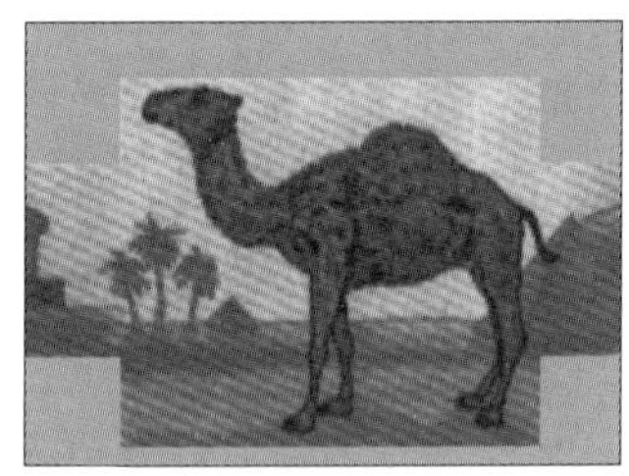

2. Auswertung

Zunächst sollen möglichst viele verschiedene Tiersymbole aus dem Supermarkt gesammelt werden. In einem zweiten Schritt werden die Tiere geordnet und es werden Informationen zur Biologie dieser Tiere sowie zu ihrer symbolischen Bedeutung bzw. den Eigenschaften, die ihnen vom Menschen traditionell zugeordnet werden, hergestellt. Falls in höheren Klassen im Verhaltenskundeunterricht bereits über angeborene Auslösemechanismen bei Menschen gesprochen wurde, kann dieses Wissen hier angewandt werden.

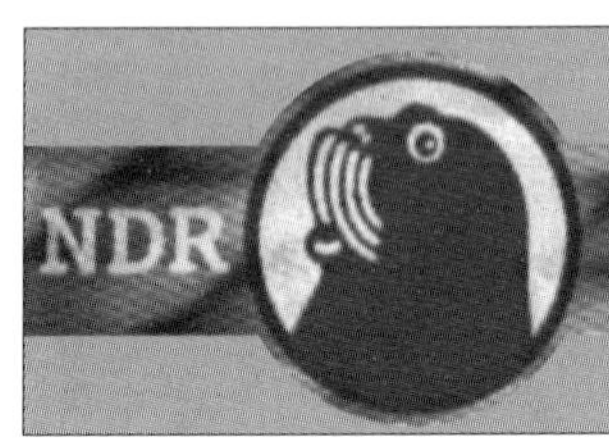

Symbolwert und biologische Tatsachen (Form, Eigenschaften, Verhalten) können miteinander in Beziehung gebracht werden. Schließlich soll überlegt werden, warum diese Tiere als Warentiere Verwendung finden.

- Welcher Symbolcharakter geht von bestimmten Tierarten aus?
- Warum werden bestimmte Tierarten für bestimmte Produkte als Werbemittel eingesetzt?
- Wie bekannt sind „Warentiere“?

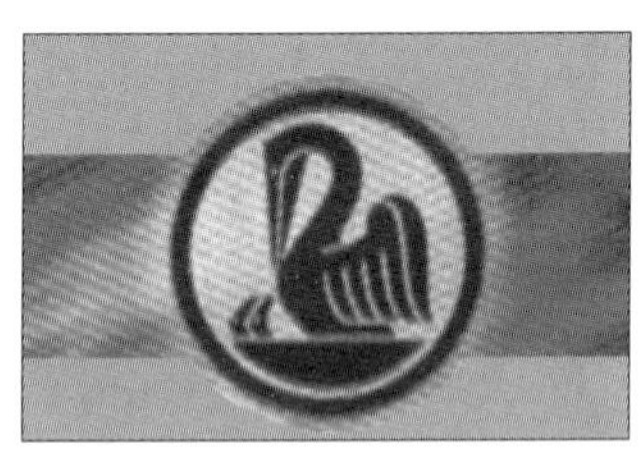

(Anregung: *Fußer, Andreas*: Warentiere. BUND-Magazin 1/1998, S. 27)

Name:	Klasse:	Datum:

48

Viele Firmen werben für sich oder für bestimmte Produkte mit Tiersymbolen. Gehe auf eine Safari in den Regalen eines Supermarktes.

Material: evtl. Fotoapparat
Kopierer oder Scanner

Aufgaben

1. Gehe auf Tiersafari in den Supermarkt. Versuche, möglichst viele verschiedene Bilder und Symbole von Tieren auf Packungen zu finden. Kaufe als Beleg jeweils eine Packung mit einem Tiersymbol. Fertige ein Foto oder eine Skizze an.
2. Erstelle eine Liste der gefundenen Tierarten und gib jeweils eine kurze biologische Charakteristik der Art. Beispiel: Das Dromedar (Camelus dromedarius) ist an das harte Leben in der Wüste besonders gut angepasst. Es kann lange Zeit ohne Wasser und Nahrung auskommen. Für die Beduinen ist es nicht nur Helfer und Freund, es spendet ihnen auch Fleisch, Fett, Wolle und Dung für die Lagerfeuer.
3. Welcher Symbolwert wird der jeweiligen Tierart im allgemeinen beigemessen (begründe mit dem Aussehen, der Verhaltensweise ...).
4. Hat die Tierart etwas mit dem Produkt oder der Firma zu tun, für die sie als Werbeträger verwendet wird?
5. Überlege Dir selbst ein Tiersymbol, das für Speiseeis Verwendung finden könnte.
   Zeichne es auf!

Klebe hier die
„erbeuteten Warentiere“ ein

1. Fachlicher Hintergrund

Mit Light-Produkten scheint die Lebensmittel-Industrie endlich den Forderungen nach gesundheitsfördernden Nahrungsmitteln nachgekommen zu sein, denen unliebsame „Dickmacher“ entzogen wurden. Bei genauem Hinsehen kann der Einsatz von Light-Produkten jedoch als umsatzsteigernde Maßnahme, als „legaler Nepp“ (Verbraucherzentrale) durchschaut werden. Mit „light“ oder „leicht“ können fast alle Lebensmittel ohne rechtliche Auflagen beworben werden. Dabei können die Light-Varianten kalorienärmer, leicht bekömmlicher oder einfach durch Luft oder Stickstoff aufgeschäumt „leichter“ als die ursprünglichen Produkte sein. Nach der Nährwert-Kennzeichnungs-VO müssen Light-Produkte, deren Bezeichnung sich auf den Energiegehalt bezieht, mindestens „kalorienreduziert“ sein, d. h. mindestens 40 % weniger Energie enthalten als vergleichbare ursprüngliche Produkte, was z. B. bei Käse-, Butter- oder Wurst-Light-Produkten einem Fettgehalt von 30-62 % entspricht. Die Light-Produktpalette ist sehr umfangreich und wird nicht nur wegen der erweiterten Zulassung künstlicher Ersatzstoffe weiter ausgebaut.

Die Industrie verspricht sich einen höheren Umsatz durch die Light-Produkte, weil diese die ursprünglichen Produkte nicht ersetzen, sondern als „Nebenbei-Verzehr“ ergänzen sollen. Unterstützt wird dieses Ansinnen durch eine für den Verbraucher verlockende, die Gesundheit, das Image und die Gewichtsabnahme ansprechende Werbung. Ein verändertes Verbraucherverhalten hin zu weniger Konsum passt nicht ins Konzept.

Als Fettersatzstoffe werden Wasser, Quellstoffe, Emulgatoren, „modifizierte Stärke“ (i. allg. mit Salzsäure behandelte Maisstärke) und Molkereieiweißerzeugnisse eingesetzt. Als Zuckerersatz dienen verschiedene Süßstoffe. Der Kunde zahlt für Light-Produkte zwischen 13-93 % mehr als für die entsprechenden herkömmlichen Produkte.

Eine Gewichtsabnahme durch den Gebrauch von Light-Produkten konnte selbst durch Langzeitversuche an Kleinkindern, Hunden und Ratten nicht nachgewiesen werden. Das liegt am sogenannten „Ponderostaten“, einem Regler, der dafür sorgt, dass unser Appetit erst dann gestillt ist, wenn die für den Stoffwechsel angemessene Energiemenge verzehrt wurde. Je weniger Energie in einem Lebensmittel enthalten ist, desto mehr wird davon gegessen. An der Regulation des Blutzuckerspiegels kann gezeigt werden, dass durch Süßstoffzufuhr der „zephalische Insulinreflex“ ausgelöst wird und ein allgemeines Hungergefühl eintritt. Die hängt damit zusammen, dass bereits die Wahrnehmung des süßen Geschmacks über das Zentralnervensystem zu einer reflektorischen Insulinausscheidung führt. Dieser Reflex erfolgt innerhalb von zwei Minuten. Über die Rolle des Insulins bei der Regulation des Blutzuckerspiegels kann man in einem Biologielehrbuch weitere Informationen finden.

2. Auswertung

Die vergleichende Betrachtung von Light- und entsprechenden Originalprodukten aus möglichst gleichen Firmen hinsichtlich Preis, Zutaten und Nährwerten führt zur ersten kritischen Einschätzung und Infragestellungen, warum der Verbraucher bereit ist, für weniger Ware zum Teil erheblich mehr zu bezahlen und ob der Konsum von Light-Produkten tatsächlich zur Gewichtsabnahme führt. Exemplarisch wird dies am Beispiel von Süßstoff (Zuckeraustauschstoff) vertieft. Der im Mund wahrgenommene süße Geschmack führt einen Reflexbogen zur Ausschüttung von Insulin. Der dadurch verstärkte Blutzuckerabbau führt zu Hungergefühlen und damit eventuell zu verstärkter Nahrungsaufnahme. Die Schlussfolgerung, die man daraus ziehen kann: Wer etwas für seine Gesundheit und seinen Geldbeutel tun will, sollte seinen Konsum reduzieren und verstärkt auf natürliche „Light-Produkte“ wie Obst, Gemüse und andere ballaststoffreiche Nahrungsmittel zurückgreifen. Sie sind energiearm, hochwertig und preiswert.

Name:	Klasse:	Datum:

49

1. Persönliche Erfahrungen mit Light-Produkten

a) Welche Erfahrungen hast du mit sogenannten „Light-Produkten“ gemacht?
b) Was weißt du über Light-Produkte?

____

____

2. Das Angebot von Light-Produkten im Supermarkt

a) Erkunde, wo es im Supermarkt Light-Produkte gibt. Protokolliere von ausgewählten Light-Produkten die Produktnamen, Preise, Zutaten, Nährwertangaben und die für dich aussagekräftigsten Werbeschlagworte.
b) Protokolliere von entsprechenden Originalprodukten (möglichst vom selben Hersteller) ebenfalls Produktnamen, Preis, Zutaten, Nährwertangaben und Werbetexte.
c) Versuche herauszubekommen, ob der Verkauf von Light-Produkten auf Kosten der entsprechenden Originalprodukte geht oder ob er für zusätzlichen Umsatz sorgt.

____

____

3. Vergleich der Light-Produkte mit entsprechenden Originalprodukten

a) Wähle ein Light-Produkt und das entsprechende Originalprodukt aus und trage in einer Tabelle die im Supermarkt protokollierten Angaben ein.
b) Markiere entscheidende Unterschiede.
c) Finde heraus, wodurch Fette und Zucker in Light-Produkten ersetzt werden.

____

____

4. Beurteilung von Light-Produkten

a) Warum werden Light-Produkte deiner Meinung nach von der Lebensmittelindustrie angeboten?
b) Welche Erwartungen sollen mit dem Kauf von Light-Produkten beim Kunden geweckt werden? Belege deine Aussage möglichst mit den protokollierten Werbeschlagworten.
c) Es gibt Untersuchungen an Menschen und Tieren. Die Ergebnisse waren immer dieselben: Der Konsum von Light-Produkten führte, auch über längere Zeiträume, nicht zur Gewichtsabnahme.
Versuche, diesen Sachverhalt zu erklären.
d) Am „Light-Zucker“, dem Süßstoff, sollen die Zusammenhänge verdeutlicht werden. Eine Untersuchung von 80.000 Amerikanerinnen ergab, dass die Konsumentinnen von Süßstoff unter ihnen innerhalb eines Jahres mehr an Gewicht zugenommen hatten als diejenigen, die keinen Süßstoff benutzten.

____

____

Isst man etwas Süßstoff-Süßes, so erwartet der Körper ____________. Die Bauchspeicheldrüse stellt vorsorglich ______________ bereit, das aber keinen ____________ vorfindet. Ehe es zerfällt, verarbeitet es einen Teil des vorhandenen ________________. Dadurch __________ der Blutzuckerspiegel. Rezeptoren signalisieren dem Regelzentrum ______________. Der Mensch hat verstärkt Appetit auf ____________. Mit der Aufnahme von _____________ wurde somit das _____________ von dem erreicht, was ursprünglich beabsichtigt war.

Lösungen (ungeordnet): sinkt, Hunger, Süßstoff, Blutzucker, Zucker, Insulin, Zucker, Gegenteil, Zucker

1. Fachlicher Hintergrund

Insbesondere in den großen Städten Mitteleuropas ist der Anteil ethnischer Bevölkerungsgruppen aus dem östlichen Mittelmeerraum und dem Vorderen Orient sowie aus Nordafrika in den letzten Jahrzehnten deutlich angestiegen. Dies bringt es mit sich, dass in den Supermärkten heute viele Produkte angeboten werden, die aus diesem Kulturkreis stammen und üblicherweise früher bei uns nicht bekannt waren. Eine bessere Kenntnis dieser Produkte fördert den angestrebten interkulturellen Austausch und das gegenseitige Verständnis.

Typischer Nutzbaum des Mittelmeerraumes ist der Ölbaum. *Oliven* sind besonders wichtige, in vielen Regionen lebensbestimmende Früchte. Die Olivenkultur ist an vielen Stellen landschaftsprägend. Das Fruchtfleisch der Oliven (Mesokarp) enthält bis zu 50 % Öl. Höchsterträge liefern 60- bis 100jährige Bäume. Zur Herstellung von Speiseoliven werden die Früchte in einer alkalischen Kochsalzlösung von ihren Bitterstoffen befreit oder in eine Essig-Gewürzlösung eingelegt.

Weitere Speisen, die typisch für den ostmediterran-orientalischen Kulturkreis sind (türkische Bezeichnung in Klammern):

- *Kichererbsen* und Gerichte aus Kichererbsen (Nohut)
- *gefüllte Weinblätter* (Dolma)
- *Okra,* Ladyfingers (Bamya); (Früchte von Hibiscus esculentus)
- *Blätterteig* (Zeytin)
- *Fladenbrot* (Pide)
- *Pistazien* wurden im Zweistromland schon vor mehr als 1000 Jahren in Kultur genommen. Die bis 10 m hohen laubwerfenden Bäume sind zweihäusig. Sie bilden ab dem 5. bis 6. Jahr aus Kurztrieben dichtblühende Doppeltrauben mit unscheinbaren Blüten, die schon im Sommer zuvor angelegt werden. Nach Windbestäubung entwickeln sich aus den oberständigen Fruchtknoten der weiblichen Pflanzen die typischen Steinfrüchte: Die vergängliche äußere Fruchtwand (Exokarp) bedeckt ein dünnfleischiges mittleres Fruchtgewebe (Mesokarp), das den harten Steinkern (Endokarp) umschließt. Der Embryo besteht vor allem aus zwei dicken chlorophyllhaltigen Speicherkeimblättern und wird wegen seiner grünen Farbe besonders gerne zur dekorativen Aromatisierung von Wurstwaren (Mortadella), Speiseeis und Konfekt verwendet. Die Steinkerne werden mit Salz geröstet und spalten sich dann an der Spitze, so dass man sie zur Entnahme der schmackhaften Samen leicht öffnen kann.

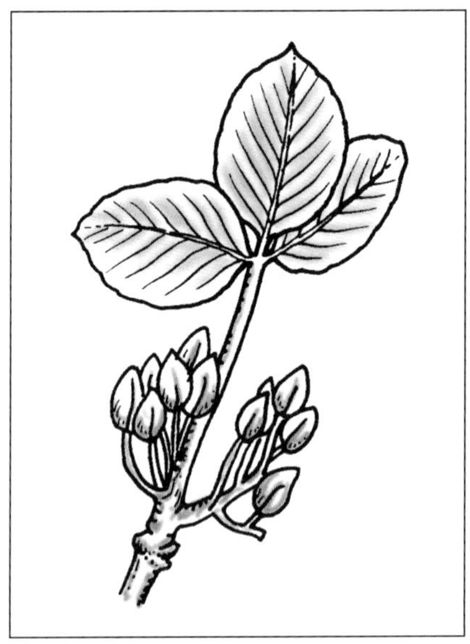

2. Auswertung

Bei der Bearbeitung können Schülerinnen und Schülern, deren Familien aus dem ostmediterranen Raum stammen, wichtige Informationen liefern. Man sollte darauf achten, dass in jeder Arbeitsgruppe eine solche Expertin oder ein solcher Experte dabei ist.

Sinnvoll wäre bei dem Unterrichtsvorhaben eine Kooperation mit dem Fach Geographie.

Bei Aufgabe 1 geht es nicht nur um das Kennenlernen für uns ungewöhnlicher Lebensmittel, sondern auch um die zugehörigen türkischen Namen. Sie könnten – je nach Zusammensetzung – der Klasse und Interessenlage um griechische oder arabische Namen ergänzt werden.

Zur Lösung der 3. Aufgabe wird Literatur benötigt, die entweder bereit gestellt werden kann oder die die Schüler und Schülerinnen sich selbst beschaffen – etwa in der Stadtbibliothek oder aus dem Internet.

Name:	Klasse:	Datum:

50

Aufgaben

1. Verschiedene Supermärkte aber auch Spezialgeschäfte bieten speziell für türkische Mitbürgerinnen und Mitbürger orientalische Lebensmittel an. Hier eine kleine Auswahl. Verbinde, welche deutsche Namen zum Bild mit dem türkischen Namen gehören.

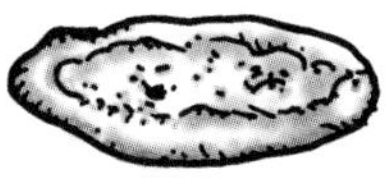 Pide ○	Kichererbsen	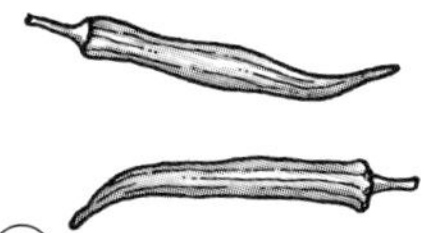 ○ Bamya
	Gefüllte Weinblätter	
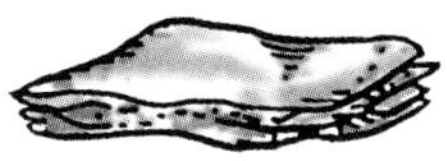 Yufka ○	Okra	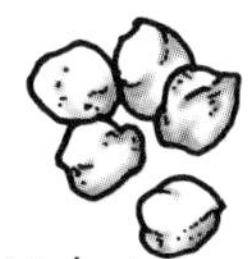 ○ Nohut
	Fladenbrot	
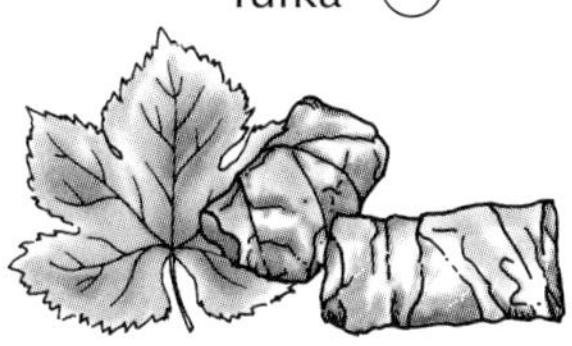 Dolma ○	Oliven	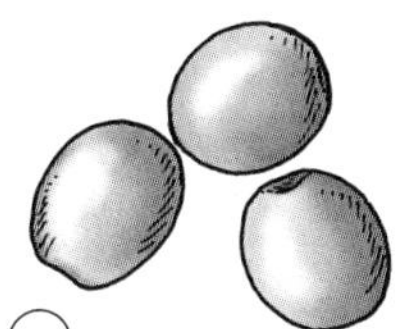 ○ Zeytin
	Blätterteig	

2. Oliven werden in verschiedener Farbe und Zubereitung angeboten. Stelle zusammen, welches Sortiment es gibt:

____

____

____

____

____

3. Besonders reichhaltig ist das Angebot an Nüssen. Die Bäume, an denen Haselnüsse und Walnüsse gedeihen, kennen wir. Aber wie sieht es mit Pistazien aus? Informiere dich über diese Pflanzenart: Wo wächst sie? Wie sieht sie aus? Zeichne eine ganze Pflanze oder einen Teil mit Früchten.

Orientalischer Obstsalat

Zutaten:
1 kleine Zuckermelone, 2 Orangen, 2 Bananen, je 5 getrocknete Feigen und Aprikosen, 10 Datteln, 50 g Pistazien und 50 g Walnüsse
⅛ l frisch gepresster Zitronensaft und je nach Geschmack 3-6 Eßl. Zucker

Schneide die geschälte Zuckermelone, die Orangen, Bananen und die Trockenfrüchte in mundgerechte Stücke.

Zerhacke die Pistaziensamen und die Walnusskerne mit einem Küchenmesser oder einem Wiegemesser in kleine Stücke.

Mische alle Früchte und Nüsse und vermische sie mit Zucker und Zitronensaft. Lasse nun den Obstsalat einige Stunden im Kühlschrank ziehen.

1. Fachlicher Hintergrund

Viele Schülerinnen und Schüler ernähren sich ungesund oder mindestens nicht entsprechend den heutigen Erkenntnissen der Ökotrophologie. Als gesunde Pausennahrung werden in diesem Zusammenhang fett- und zuckerarme vitamin- und ballaststoffreiche Nahrungsmittel empfohlen, die bei einem ausreichendem Kohlenhydratgehalt möglichst wenig Weißmehl, fettes Fleisch, Mayonnaise u.ä. enthalten. Diesen Erkenntnissen, die auch in der Ernährungslehre vermittelt werden, stehen die Werbeprospeke und Anzeigen der Supermärkte entgegen. Diese Prospekte und Anzeigen haben in der Regel vor allem das Ziel, Käufer durch günstige Preisangebote zu locken.

2. Auswertung

Die Schüler und Schülerinnen sollen aus unterschiedlichen Supermarktprospekten oder entsprechenden Werbeseiten in Zeitungen und Zeitschriften ein gesundes und ein ungesundes Frühstück, Mittag- oder Abendessen zusammenstellen. Sie schneiden die entsprechenden Bestandteile aus den Prospekten aus und kleben sie auf Tonpapier unterschiedlicher Farbe (z. B. rot für ungesund, grün für gesund). Eine alternative Möglichkeit ist die Darstellung in Form einer Uhr. Dann können alle Mahlzeiten – auch die Zwischenmahlzeiten (Pausenvesper) – mit einbezogen werden.

Da sinnvollerweise in arbeitsgleicher oder -teiliger Gruppenarbeit gearbeitet wird, stellen die Schülerinnen und Schüler ihre Ergebnisse abschließend vor. Eine Diskussion über „Fehler" kann als Lernchance genutzt werden. Gute Plakatvorschläge werden im Klassenzimmer aufgehängt.

Zum Abschluss geht die Klasse gemeinsam in den Supermarkt und kauft Bestandteile für ein gesundes Frühstück, das dann im Klassenzimmer oder noch besser in der Schulküche zubereitet wird. Die letzten Tage vor Ferienbeginn eignen sich besonders gut für eine solche Aktivität.

Der Vorschlag lässt sich gut im Rahmen des Themas Ernährungslehre oder „Gesunde Ernährung" ab Klasse 5 verwirklichen. Sinnvollerweise wird die Arbeit mit den Prospekten als Fixierung oder Weiterführung eingesetzt.

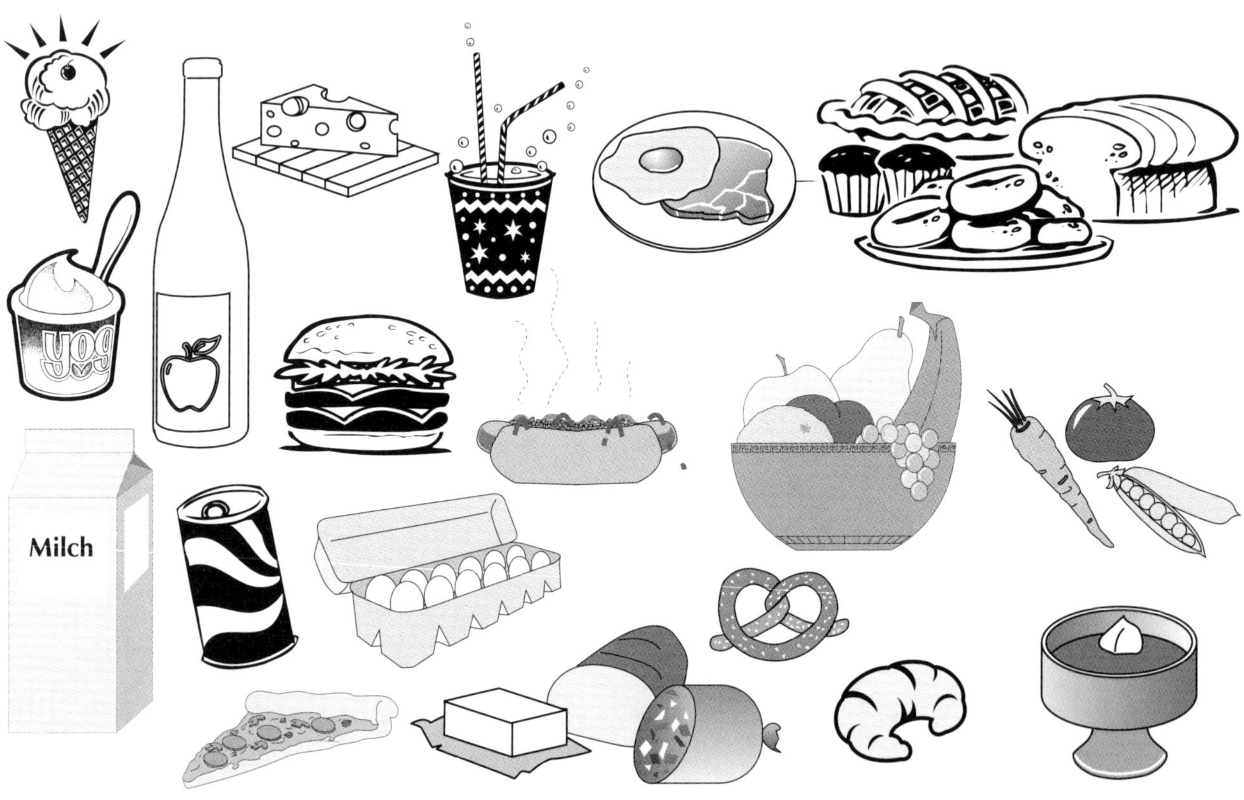

Name:	Klasse:	Datum:

51

Essen a la carte

Auf Werbeanzeigen und Prospekten von Supermärkten werden viele Nahrungsmittel vorgestellt. Meist haben diese Prospekte und Anzeigen das Ziel, Käufer durch günstige Preisangebote zu locken. Bei der folgenden Aufgabe soll es jedoch nicht um Preise, sondern um Inhalte gehen. Geld soll bei der Zusammenstellung zuerst einmal keine Rolle spielen.

gesund

Aufgaben

1. Nimm dir die Seiten eines Supermarktprospektes oder einer Anzeige vor und schneide alle Nahrungsmittel aus. Schreibe auf einen Zettel „gesund“, auf einen zweiten „nicht gesund“ und mache auf einen dritten ein großes Fragezeichen. Ordne nun die ausgeschnittenen Nahrungsmittel einer der drei Kategorien zu.

   Versuche dann, die Kategorie „Fragezeichen“ mit Hilfe von Literatur, MitschülerInnen oder LehrerInnen zu verteilen.
2. Stelle aus dem Supermarkt-Prospekt jeweils ein gesundes bzw. ungesundes Frühstück, Mittag- oder Abendessen zusammen. Du kannst die in Aufgabe 1 ausgeschnittenen Nahrungsmittel verwenden. Klebe jeweils die gesunden auf grünes, die weniger gesunden auf rotes Tonpapier.
3. Zeichne mit dem Zirkel eine große Uhr auf ein Blatt Papier bzw. auf eine Doppelseite deines Heftes (DIN-A-3). Der Kreis sollte einen Durchmesser von 16-20 cm haben. Klebe nun für jede Mahlzeit gesunde Nahrungsmittel zur passenden Uhrzeit auf. Denke auch an die Zwischenmahlzeiten (Pausenvesper).
4. Klebe einige typische Beispiele in die beiden Spalten des Blattes.

weniger gesund

1. Fachlicher Hintergrund

Vitamine sind essentielle Nahrungsmittelbestandteile, deren ausreichende Zufuhr (in kleinen Mengen) zur Aufrechterhaltung vieler Lebensfunktionen notwendig ist. Im allgemeinen werden die Mengenangaben in Milligramm und Mikrogramm (1000 mg = 1 g, 1/1000 mg = 1 µg) oder in i. E. (internationale Einheiten, aufgrund quantitativer physiologischer Tests gewonnen) angegeben.

Tagesbedarf an Vitaminen (aus: *Belitz/Grosch*, S. 324, Tab. 3.6, 1992)

Altersgruppe (Jahre)		< 1	1-4	4-10	10-18	> 18
Vitamin	Einheit					
A	IE[a]	1500	2000-2500	2500-3000	4500-5000	5000-6000
D	IE[b]	400	400	400	400	400
E	IE[c]	5	10	10	15	15
C	mg	35	40	40	45	45-80
B_1	mg	0,3-0,5	0,6-0,8	0,9-1,2	1,5	1,5
B_2	mg	0,4-0,6	0,8	0,9-1,2	1,3-1,8	1,2-1,8
B_6	mg	0,3-0,5	0,7-0,9	0,9-1,2	1,6-2,0	2,0-2,5
Nicotinamid	mg	5-8	9-12	12-16	14-20	12-20
Folsäure	mg	0,05	0,1-0,2	0,2-0,3	0,4	0,4-0,8
B_{12}	µg	0,3-0,4	1-1,5	1,5-2,0	2,0-3,0	3,0-4,0

[a] Bedarf bei Zufuhr von 75% in Form von Vitamin A und 25% in Form von Carotin, 1 internationale Einheit ≙ 0,3 µg Vitamin A, 1,8 µg β-Carotin, 3,6 µg anderen Carotinoiden mit Vitamin A-Wirkung.

[b] 1 IE ≙ 0,025 µg Vitamin D_3.

[c] 1 IE ≙ 1 mg D,L-α-Tocopherolacetat.

Trotz abwechslungsreicher Ernährung sind Multivitaminpräparate und Mineralstoffe eine wichtige Ergänzung insbesondere zur Unterstützung der Abwehrkräfte des Körpers. Unter der Wirkungsweise der Vitamine scheint die antioxidative Funktion (Vitamine C, E und Selen) – vor allem das Abfangen von Radikalen - besonders wichtig zu sein.

Die Vielzahl der Präparate der „Gesundheitsecke" fallen in ihrer Anwendung in den Bereich der Selbstmedikation. Beim Kauf sollte man darauf achten, dass die Information für den Käufer verständlich aber wissenschaftlich fundiert ist und dass eine genaue Dosierung angegeben wird.

2. Auswertung

Da man im Supermarkt nicht wie in einer Apotheke als Kunde beraten wird, muss man sich selbst informieren. Die Aufgaben sollen dazu helfen, diese Fähigkeit zu entwickeln und einzuüben.

Lösungen (an Beispielen):

Aufgabe 1: A 5, 7; B 8, 12; C 3, 6; D 1, 10; E 2, 9; F, 4, 11

Aufgabe 2: Beispiel: *Abtei Multivitamin Plus:* Eine Kapsel enthält Vitamin A 0,75 mg; Vitamin B_1 1,4 mg, Vitamin B_2 1,6 mg, Vitamin B_6 2 mg, Vitamin B_{12} 1 mg, Vitamin C 60 mg, Vitamin D 5 mg, Biotin 0,1 mg, Folsäure 0,2 mg, Niacin amed 18 mg, Pantothensäure 6 mg

Mineralstoffe: Kalzium 62 mg, Magnesium 22,5 mg, Zink 2 mg, Eisen 4 mg, Kupfer 0,4 mg, Mangan 0,3 mg, Fluorid 0,3 mg, Molybdän 25 mg, Selen 25 mg, Jod 0,1 mg.

Aufgabe 3: Heilpflanzenöle können äußerlich und innerlich angewendet werden z. B. bei Kopfschmerzen und Erkältung der Atemwege. Dabei verdampfen die Anteile an ätherischem Öl. Innerliche Anwendung soll bei Unpässlichkeiten und Magenschmerzen helfen.

An die Aufgaben kann eine fächerübergreifende Behandlung des Themas „Selbstmedikation" anschließen. Auch eine Diskussion und ein Vergleich von Naturheilmitteln und synthetischen Präparaten der pharmazeutischen Industrie kann angeschlossen werden.

Name:	Klasse:	Datum:

52

Im Supermarkt wird man als Kunde kaum beraten. Anders als zum Beispiel in der Apotheke musst du dich selbst informieren – auch beim Kauf von Medikamenten und anderen Produkten für deine Gesundheit.

Aufgaben

1. Ordne die 12 ausgewählten Präparate den 6 Verwendungsgebieten (jeweils 2) zu.

	A Nahrungs-ergänzungs-mittel	**B** Mittel zur Akti-vierung des ganzen Organismus	**C** Verdauungs-förderndes Mittel	**D** Beruhigungs-mittel	**E** Herz-Kreislauf-Stärkungsmittel	**F** Einreibemittel
1 Nervenruh Beruhigungsdragees						
2 Herz-Kreislauf-Nervenstärkung						
3 Früchtewürfel für besseren Stuhlgang						
4 Arnikagel und Salbe						
5 Multivitamin Tabletten						
6 Magen- und Darmtee						
7 Mineraltabletten						
8 Knoblauchpräparat						
9 Vitaltonikum						
10 Baldrianperlen						
11 Vitalbalsam für müde Füße						
12 Tai Ginseng für die volle Gesundheit						

2. Nimm dir ein Multivitamin Präparat vor. Schreibe in einer Liste zusammen, welche Vitamine und welche Mineralstoffe in der jeweiligen Menge eine Tablette/ Kapsel enthält.

Vitamine									
Mineralstoffe									

3. Es gibt auch Vitamin-Brausetabletten. Du kannst dir selbst eine Probe Vitamin-Brausepulver herstellen. Dazu brauchst du: Natriumhydrogenkarbonat, Zitronensäure, Ascorbinsäure. Alle drei Stoffe kannst du in der Apotheke kaufen, z. B. je 10 g. Mische je eine gehäufte Messerspitze miteinander und übergieße mit stillem Trinkwasser. Du hast dann eine Limonade mit hohem Vitamin-C-Gehalt (Ascorbinsäure).
4. Als Universalheilmittel wird das Heilpflanzenöl „Japanöl" empfohlen. Probiere aus, wie dieses Öl wirkt. Verwende es sehr sparsam

   Äußerlich: Gib auf ein Papiertaschentuch einen Tropfen Öl und betupfe deine Stirn. Vermeide sorgfältig, dass Öl in die Augen gelangt! Betupfe die Brust unterhalb des Kinns. Was stellst du jeweils fest?

   ____

   ____

   Innerlich: Gib 1-2 Tropfen in ein Glas Wasser. Wie schmeckt es?

   ____

Besonders empfehlenswert sind die Veröffentlichungen des Auswertungs- und Informationsdienstes für Ernährung, Landwirtschaft und Forsten **(AID)**, der Bundeszentrale für gesundheitliche Aufklärung **(BzgA)** und der Deutschen Gesellschaft für Ernährung e.V. **(DGE)**.

Adressen:

aid-Vertrieb
Birkenmaarstraße 8
53340 Meckenheim
Tel. 0 22 25 / 92 61 46 und 92 61 76
www.aid.de

Bundeszentrale für gesundheitliche Aufklärung (BZgA)
Ostmerheimer Straße 220
51109 Köln
www.bzga.de

Deutsche Gesellschaft für Ernährung e.V.
Postfach 930201
60457 Frankfurt am Main
Tel. 0 69 / 9 76 80 30

Auch über die **Verbraucherzentralen** und manche Krankenkassen sind gute Informationen erhältlich.

Adrian, H. G., Temming, R. L., Vollers, A.: Das Teebuch. VMA-Verlag, Wiesbaden 1997

AID, Bonn (Hrsg.): Kennwort Lebensmittel. Ein Ratgeber für den täglichen Einkauf. Bonn 1998

Baltes, Werner: Lebensmittelchemie. Springer, Berlin u.a. 2000[5]

Belitz, Hans-Dieter, Grosch, Werner: Lehrbuch der Lebensmittelchemie. Springer, Berlin u.a. 1992[4]

Brassel, Frank, Windfuhr, Michael: Welthandel und Menschenrechte. Dietz, Bonn 1995

Eisenbrand, G., Schreier, P.: Lebensmittelchemie-Lexikon. Thieme, Stuttgart 1993

Elmadfa, Ibrahim et al.: Die große GU Vitamin- und Mineralstoff-Tabelle. Gräfe und Unzer, München 1999

Elmadfa, Ibrahim et al.: Die große GU Nährwert-Kalorientabelle. Gräfe und Unzer, München 2000

Falbe, J., Regitz, M. (Hrsg.): Römpp Chemielexikon. Thieme, Stuttgart 1989 – 1992

Fortin, Jacques (Hrsg.): Food Guide. Internationaler Lebensmittelkompass. Québec Amérique Inc., Montreal 1999; deutsche Ausgabe: Könemann, Köln 1999

Franke, Wolfgang: Nutzpflanzenkunde. Thieme, Stuttgart 1997[5]

Grießhammer, R., Burg, C.: Wen macht die Bananen krumm? Rowohlt, Reinbek 1989

Heiss, Rudolf, Eichner, Karl: Haltbarmachen von Lebensmitteln. Springer, Berlin u.a. 1995[3]

Herrmann, M. u. a.: Handbuch der Milch- und Molkereitechnik. Thomas-Mann-Verlag, Gelsenkirchen 1992

Hogen, Hildegard (Projektleitung): Der Brockhaus: Ernährung. Brockhaus, Leipzig, Mannheim 2001

Katalyse, Institut für angewandte Umweltforschung (Hrsg.): Neue Chemie in Lebensmitteln. Zweitausendeins. Frankfurt am Main 1995

Kielwein, H. u. a.: Leitfaden der Milchkunde und Milchhygiene. Blackwell, Berlin, Hamburg 1994[3]

Kleinschmidt, Nina, Eimler, Wolf-Michael: Massentierhaltung. Echo-Verlag, Göttingen 1991

Körber-Grohne, Udelgard: Nutzpflanzen in Deutschland. Theiss, Stuttgart 1995

Nowak, Bernd, Schulz, Bettina: Tropische Früchte. BLV Bestimmungsbuch, München 1998

Pollmer, Udo: Wohl bekomm's! Kiepenheuer & Witsch, Köln 1998[2]

Rehm, Sigmund, Espig, Gustav: The Cultivated Plants of the Tropics and Subtropics. Josef Markgraf, Weikersheim 1991

Schwedt, Georg: Taschenatlas der Lebensmittelchemie. Thieme, Stuttgart 1999

Literaturhinweise

Teubner-Edition: Das große Buch vom Käse. Gräfe und Unzer, München 1993[3]

VdF (Verband der deutschen Fruchtsaftindustrie): Internet: www.fruchtsaft.de

Weidner, H.: Bestimmungstabellen der Vorratsschädlinge und des Hausungeziefers Mitteleuropas. G. Fischer, Stuttgart 1982[4]

Zentralverband schweizerischer Milchproduzenten (Hrsg.): Milch. Eine Unterrichtshilfe für die Mittel- und Oberstufe. Zentralverband schweizerischer Milchproduzenten, Bern 1998

Zimmer, Dieter-E.: Hühner. Tiere oder Eiweißmaschinen? Rowohlt, Reinbek 1983